THERESIA WILHELMS

Krampfadern natürlich behandeln

Venen in 12 Schritten ganzheitlich stärken
Mit vielen Empfehlungen aus der chinesischen Medizin

3. Auflage

humboldt

VORWORT

Liebe Leserin, lieber Leser,

was ist attraktiver als gut gewachsene und schöne Beine, verbunden mit kraftvoller Lebensenergie, munterem Tatendrang und begeisterter Lebensfreude? Diese Gedanken tun gut, lassen uns erst schmunzeln, dann hoffen und wir könnten uns rasch an diese Vorstellung gewöhnen. Und wenn wir uns an unsere Kindertage erinnern, wie war das damals? Frisch und frohen Mutes waren wir, hatten wunderbare Beine, perfekt durchblutet und allzeit zum Laufen bereit. Ganz unbeschwert und ohne darüber nachzudenken.

Überall finden wir dieselben pauschalen Tipps, Informationen und Ratschläge zum Vorbeugen und Behandeln von Krampfadern. Viele sind verwirrend und werfen Fragen auf. Deshalb freue ich mich umso mehr, dass ich dieses ganzheitliche Therapiekonzept aufbauen und mit verschiedenen Heilmethoden verknüpfen und ausarbeiten durfte. Daraus ist ein rundes Konzept entstanden, mit dem Sie Ihre Venen stärken und Krampfadern natürlich entfernen können. Mit Ihrem Interesse an diesem Buch haben Sie den ersten Schritt getan.

Neu daran ist die ganzheitliche Methode der chinesischen Medizin – kombiniert mit unserer westlichen Naturheilkunde. Krampfadern lassen sich nahezu natürlich mit Kochsalz – als Alternative zur chirurgischen Venenoperation – entfernen. Und oftmals stelle ich gemeinsam mit meinen Patienten fest, wie schnell und wohltuend sich die alternativen Anwendungen auf ihr Befinden auswirken. Sie motivieren und stoßen Veränderungen an, die sich im weiteren Leben erfreulich widerspiegeln.

In diesem Buch zeige ich Ihnen, wie sich Ihre Beine und Ihre gesamte Gesundheit in wenigen Wochen sichtbar verbessern können. Dafür gibt es zu den ausgearbeiteten Verfahrensweisen ein paar einfache Regeln:

1. Konzentrieren Sie sich auf schöne und gesunde Beine. Verfolgen Sie Ihr Ziel kontinuierlich. Wenden Sie Ihre Routine dauerhaft und konzentriert an.
2. Verstehen Sie die Funktionen der Energieleitbahnen und der Gefäßsysteme mit ihren Netzwerken und den dazugehörigen Körperorganen.
3. Unterstützen Sie Ihren Organismus und seine Funktionen als Ganzes mit den vorgeschlagenen Maßnahmen. Unser Körper leistet täglich unermüdliche Dienste. Bringen Sie ihm die Beachtung entgegen, die er verdient.

Es ist ein Zusammenspiel von Bewusstsein und Lebensfreude. Erst mit dem Tun kommen wir zur Ruhe. Und mit der Ruhe kommen Leichtigkeit und die schönen Dinge des Lebens zurück. Es folgen Linderung und Heilung.

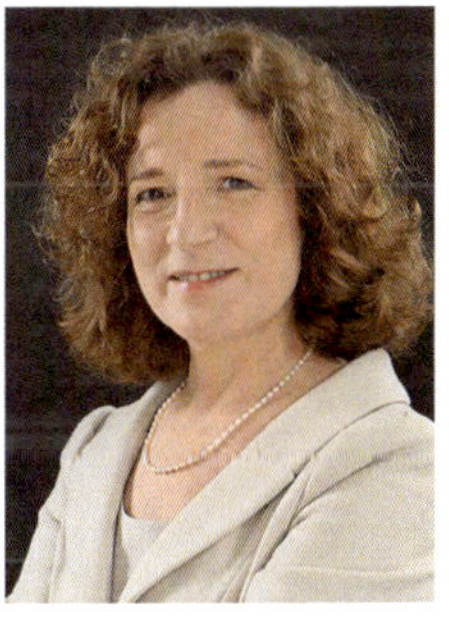

Dieses Buch können Sie auf unterschiedliche Weise nutzen. Im Kapitel „Die Funktion der Venen natürlich verbessern“ steht jede Methode für sich. So bleibt es Ihnen überlassen, die Maßnahmen an Ihre Bedürfnisse anzupassen oder auszubauen.

Eine Empfehlung zum Schluss: Gehen Sie spielerisch, aber gewissenhaft an die Informationen heran. Sie werden rasch merken, dass die vorliegenden Maßnahmen und gewonnenen Kenntnisse sich keinesfalls nur auf Ihre Venen positiv auswirken. Die Tipps und Ratschläge folgen einem ausgetüftelten, ganzheitlichen Gesundheitsplan und bieten so den maximalen Erfolg, um Krampfadern sanft und nachhaltig loszuwerden. Um dieses Ziel zu erreichen, sind medizinisches Grundverständnis, Bewusstsein, Einsicht und Ausdauer gefragt. Und denken Sie daran, Ihre Erfolge stets mit anderen Menschen zu teilen.

„Der Schlüssel zum Erfolg ist Geduld“
Chinesisches Sprichwort

Ich wünsche Ihnen allzeit viel Freude im Leben!
Theresia Wilhelms

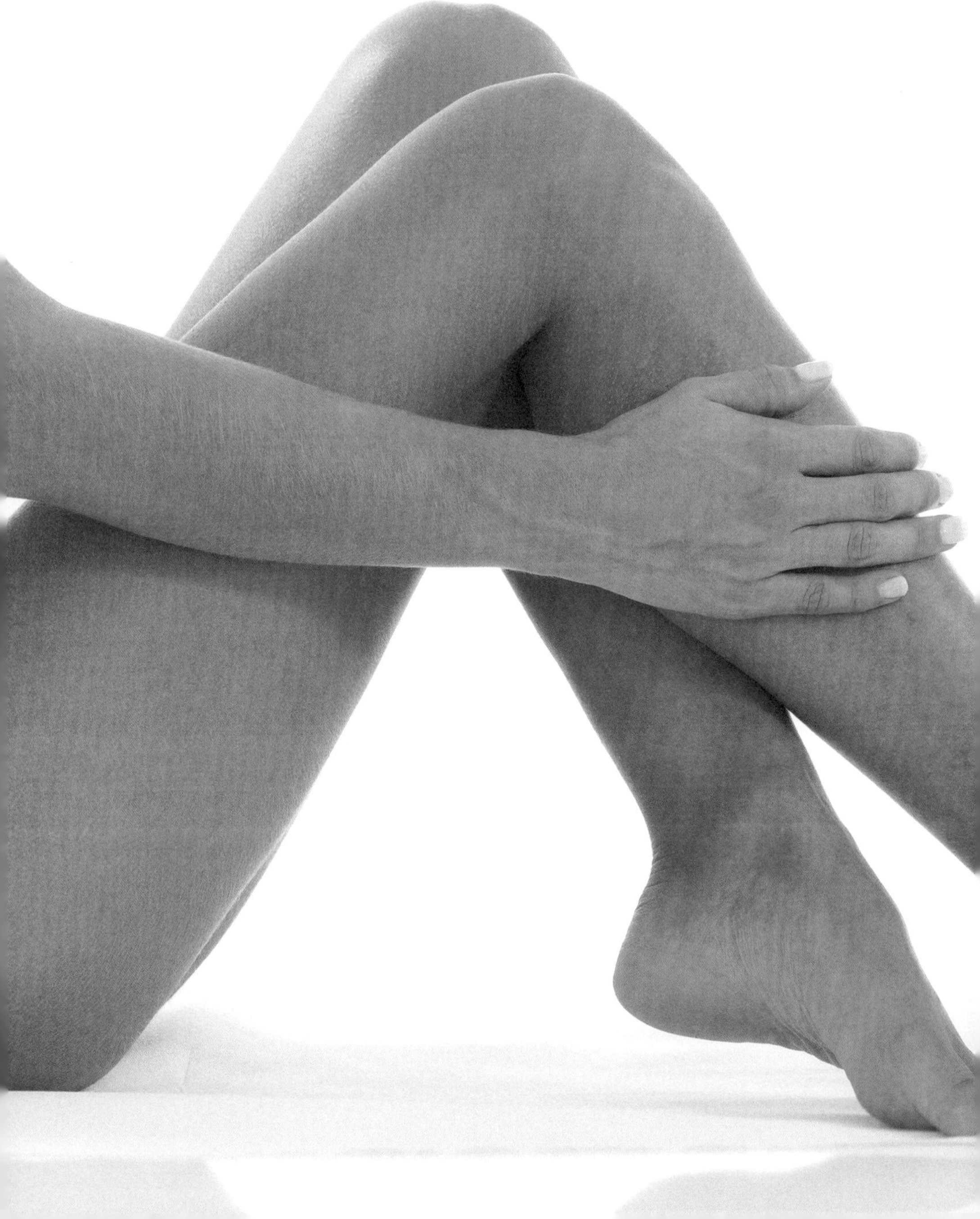

DAS GEFÄSSSYSTEM DES BLUTES

Unser Körper mit all seinen Organen und Geweben ist an ein umfassendes Blutsystem angeschlossen. Über dieses Netzwerk erhält er vitale Nährstoffe, Sauerstoff und Energie. Gleichzeitig übermittelt Blut wichtige Botenstoffe an die Zellen, entsorgt nicht mehr benötigte Stoffwechselprodukte und wehrt gefährliche Feinde ab. Vorausgesetzt, die einzelnen Einrichtungen funktionieren untereinander einwandfrei. Das ist von großer Bedeutung, da der Körper von diesen Vorgängen bis in die kleinste Haarwurzel profitiert und davon abhängig ist. Seite an Seite begleiten Arterien, Lymphgefäße, Nerven- und Energieleitbahnen die kilometerlangen Wege der Venen und arbeiten eng mit ihnen zusammen. Das zeigt, dass der gesamte Körper mit seinen Gefäßen und Bahnen untrennbar verbunden ist.

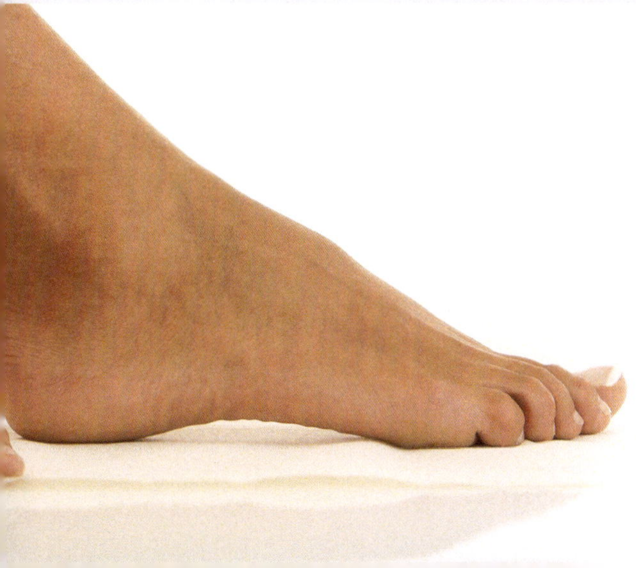

Wie Krampfadern entstehen

!

Ein anders Wort für Krampfadern ist Varizen und für ein Krampfaderleiden Varikose.

Unnatürlich vergrößerte, überdehnte und verfärbte Krampfadern sind oftmals schmerzhaft und lassen Beine unattraktiv oder älter wirken. Viele Frauen und Männer verstecken sie gerne unter langen Hosen. Krampfadern lösen im wahrsten Sinne des Wortes starken Druck auf die Betroffenen aus. Energiemangel, fehlende Bewegung oder Übergewicht verstärken zusätzlich die psychische Belastung.

Wie kommt es überhaupt zu Krampfadern?

In den Beinen unterscheiden wir zwei verschiedene Venensysteme: Das sogenannte tiefliegende mit wenigen, bleistiftdicken Leitvenen, eingebettet zwischen der Beinmuskulatur. Sie verfügen über die meisten Venenklappen und schließen sich von Unterschenkel über Oberschenkel immer weiter zusammen, bis in der Leiste eine fingerdicke Beckenvene entsteht. Diese Vene bildet für beide Venensysteme den einzigen Weg des Blutes aus dem Bein heraus zurück zum Herzen. Hier fließen circa 90 Prozent des Blutes nach oben. Parallel zu den tiefen Venen laufen die pulsierenden, muskulösen Arterien mit ihrem sauerstoffreichen Blut. Die tiefen Venen können bis zu 15 Millimeter stark sein.

Zum zweiten Venensystem gehören die oberflächlichen Venen, auch Stammvenen genannt. Sie liegen außerhalb der Muskulatur, teilweise sichtbar unter der Haut und teilweise unsichtbar im Fettgewebe eingebettet. Sie bilden ein zartes Netzwerk. Ihre Venen sind ein bis drei Millimeter dick. Zwei der oberflächlichen Venen, die große Rosenvene und die kleine Rosenvene, sind kräftiger und etwa drei Millimeter dick. Weil sie tiefer unter der Haut liegen, sind sie für uns nicht sichtbar. Ihre Aufgabe: Das Blut aus der Haut aufzunehmen und in das tiefliegende System zu bringen. Dazu sind sie mit zahlreichen Verbindungsvenen verankert, die in der Muskulatur liegen. Je Bein sind es ungefähr 150 bis 200 Verbindungstellen, die ihrerseits mit Einmündungsklappen ausgestattet sind. Sie befördern das Blut

!

Krampfadern sind ein Symptom bereits erkrankter Venen. Sie entstehen durch Rückstau des Blutes und sollten bald behandelt werden.

aus dem oberflächlichen Netzwerk auf dem direkten Weg in die tiefen Venen. Oberflächliche Venen führen ungefähr zehn Prozent des Blutes zum Herzen zurück.

Die große Rosenvene verläuft an der Innenseite des Beins nach oben und mündet in der Leistenbeuge ins tiefe Venensystem. Die Stelle der Einmündung heißt Venenstern oder Krosse. Sie ist die zentrale Stelle aller Zuflüsse aus dem Fuß-, Unter- und Oberschenkel sowie aus dem Beckenbereich. Die kleine Rosenvene zieht sich an der Rückseite des Beins nach oben und mündet in der Kniekehle ebenfalls über eine Krosse in das tiefe Venensystem. Die Krossen sind die größten Ankerpunkte der Verbindungsvenen und auch mit Klappen ausgestattet.

Links ein Bein mit Krampfadern, rechts ein gesundes Bein.

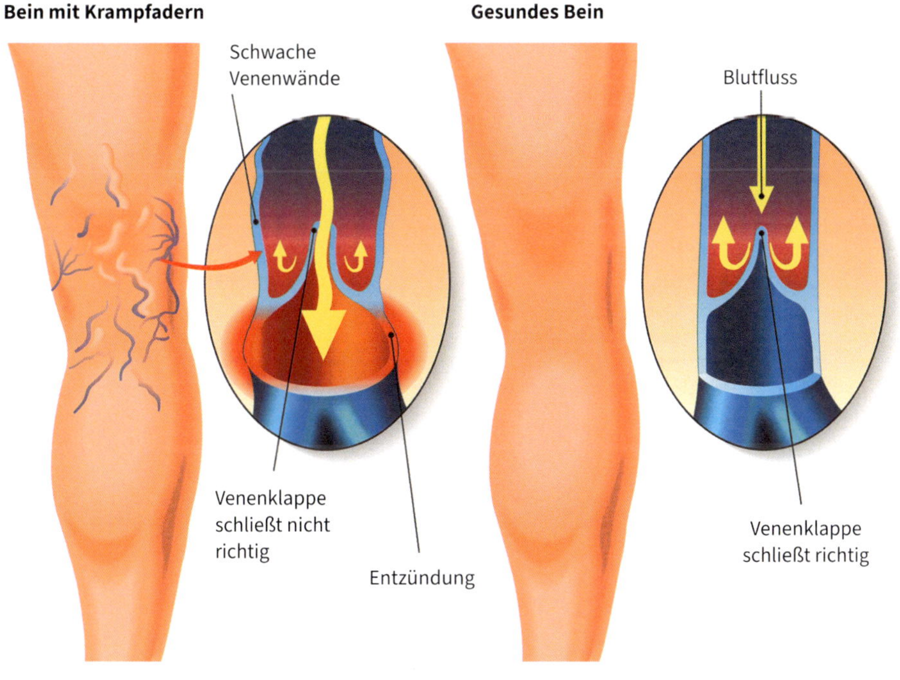

Obwohl wir sie als Verursacher nicht sehen können, gehen alle äußerlich sichtbaren Krampfadern, Besenreiser oder Venen von den großen oder kleinen Rosenvenen aus.

Jede oberflächliche und tiefe Beinvene besitzt Klappen. Diese Venenklappen lassen den Blutstrom nur in Richtung Herzen zu. Wenn wir stehen und die Erdanziehungskraft das Blut nach unten drückt, sorgen sie dafür, dass der Blutstrom zum Herzen aufsteigen kann. Die große Rosenvene hat etwa 20 Klappen.

Sind die Klappen in den Gefäßen schwächer ausgebildet oder defekt, passiert folgendes: Wenn wir stehen, wird das Blut nicht mehr nach oben aufsteigen, sondern es fließt nach unten zurück und erweitert die Vene. Erstmal sehen wir das von außen nicht. Wir sehen es erst, wenn sich der Stau weiter in die Hautgefäße fortsetzt. Das heißt, was wir äußerlich sehen – die hässlichen Krampfadern oder Venen am Unterschenkel – sind nur ein Symptom der erkranken Rosen- oder Stammvenen.

Die Gründe für Krampfadern sind vielseitig, aber beeinflussbar.

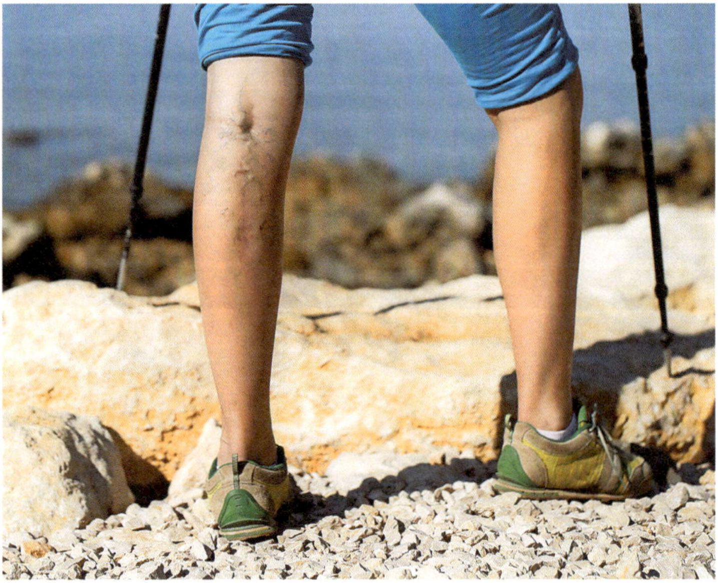

Warum entstehen Krampfadern?

Oft entstehen Krampfadern durch ein schwaches Bindegewebe, das angeboren sein kann oder sich mit der Zeit entwickelt hat. Die Folge dieser Bindegewebsschwäche sind überdehnte Venen mit Klappen, die nicht richtig schließen. Als Ursachen spielen außerdem bestimmte Verhaltensweisen eine Rolle, die die Entstehung von Varizen begünstigen – zum Beispiel Bewegungsmangel, ständiges Stehen beziehungsweise Herunterhängen der Beine, beispielsweise im Berufsalltag, eng anliegende Kleidung, die die Beine abschnürt oder auch eine Schwangerschaft.

Krampfadern frühzeitig behandeln

Im Laufe der Zeit überdehnen sich die Verbindungsstellen vom oberflächlichen zum tiefen Venensystem. Mit der Folge, dass die Klappen an den Einmündungen nicht mehr schließen und das Blut statt zum Herzen zurück in die Beinvenen pendelt. Dadurch überdehnt der nächste Abschnitt ebenfalls und der Blutstrom wandert auch hier zur vorherigen Klappe zurück. Auf diese Weise breitet sich das von oben nach unten aus. Der Unterschenkel verändert sich sichtbar durch den Überdruck und Rückfluss, der sich bis in die Blutgefäße fortführt und sie überdehnt.

!

Haben sich Krampfadern überdehnt, bilden sie sich nicht mehr zurück.

Obwohl das Blut weiter nach unten sackt, muss es einen Weg nach oben finden. Ansonsten überdehnt sich das Bein komplett und schwillt stark an. Diese massive Überlastung in den oberflächlichen Venen überdehnt auf Dauer auch die Venen im tiefen System und schädigt sie tiefgreifend. Es entsteht eine sogenannte Chronisch Venöse Insuffizienz (CVI-Stadium I bis IV). Im vierten Stadium sind die tiefen Venen nicht mehr in der Lage, das Blut der oberflächlichen Venen zum Herzen zu transportieren. Das Ergebnis ist ein offenes und schwer zu heilendes Bein (siehe auch Seite 19).

Interessant zu wissen: Mit den oberflächlichen Venen sind mehrere, kleinere Venen und Besenreiser verbunden. Zeigen sich am Sprunggelenk, Unterschenkel oder Oberschenkel Besenreiser, sind sie ein Indiz dafür, dass es durch eine Schwäche der Venenklappen zum Überdruck gekommen ist.

Sind Krampfadern erstmal ausgedehnt, gehen sie nicht mehr in ihre ursprüngliche Form zurück. Kompressionsstrümpfe wirken nur symptomatisch. Der Patient muss sie konsequent jeden Morgen anziehen und den ganzen Tag lang tragen. Für gut angepasste Kompressionsstrümpfe ist es dringend erforderlich, dass das Ausmessen auf jeden Fall früh morgens erfolgt, wenn die Beine noch schlank sind. Erst am Tag oder abends die bereits angeschwollenen Beine für das Anpassen auszumessen wäre sinnlos.

Eine Venenerkrankung schreitet fort. Deshalb ist es notwendig, das defekte, oberflächliche Venensystem so früh als möglich zu behandeln und zu entfernen. Bei einer Untersuchung mit Ultraschall findet der Therapeut heraus, welche Venen krank sind. Typischerweise sind das entweder die große Rosenvene, die kleine Rosenvene oder eine der zahlreichen Verbindungsvenen. Sie funktionieren nicht mehr und andere Venen haben die Aufgaben übernommen, kleine Mengen Blut nach oben zu transportieren.

> **!**
>
> Durch Rückstau des Blutes bis ins tiefe Venensystem überdehnen sich die Venenklappen.

Unbehandelt verursachen sie einen Blutstau in das tiefe Venensystem. Dieses muss das rückgestaute Blut zum Herzen bringen. Durch diese Überlastung erweitern sich die tiefen Venen mitsamt ihrer Klappen. Die Folge ist eine Insuffizienz, die sich unter Umständen nicht mehr therapieren lässt. Deshalb ist es ratsam, die oberflächlichen Venen zu behandeln, bevor solche Schäden auftreten.

Nur sichtbare Venen zu entfernen ist sinnlos, da sie sofort wiederkommen. Die biologische Entfernung von Krampfadern mit einer Kochsalzinjektion nach Professor Linser und Dr. Köster hat den Vorteil, dass die flüssige Kochsalzlösung die unsichtbaren Krampfadern mit erfasst und mit entfernt. Dadurch wird eine

Operation in den meisten Fällen überflüssig. Dieser Methode ist im hinteren Teil des Buches ein eigenes Kapitel gewidmet (siehe Seite 70).

Venenaufbau und Funktion

Venen, die auch als Blutadern bezeichnet werden, sind „Kapazitäts- oder Speichergefäße“. Immerhin bergen sie zwei Drittel des gesamten Blutes. Sie verlaufen zwischen den Kapillaren in der Peripherie und dem rechten Vorhof des Herzens. Dorthin transportieren sie venöses, sauerstoffarmes Blut. Ausnahme: Zwischen den Kapillaren der Lunge und dem linken Vorhof des Herzens führen sie sauerstoffreiches Blut. Sie besitzen genauso wie die parallel laufenden, muskulösen und elastischen Arterien eine dreischichtige Wand. Von innen nach außen werden sie als Intima (innere Schicht), Media (mittlere Schicht) und Adventitia (äußere Schicht) bezeichnet. Allerdings sind sie weitaus dünner und weniger kräftig als ihre muskulösen Kollegen. Ihre glatte Muskelschicht ist eher locker und enthält mehr kollagene Fasern, in diesem Fall Bindegewebe. Ihre Venenklappen im inneren sind im Grunde Falten, die aus demselben Material bestehen wie die Intima. Wir finden die Klappen hauptsächlich in den Beinvenen. Sie funktionieren wie ein Rückschlagventil mit der Aufgabe, das Blut nach oben zu bringen und einen Blutfluss in die falsche Richtung zu verhindern.

Die Kapillaren befinden sich in allen Organen, um sie mit Nährstoffen und Energie zu versorgen. Dort findet ein Austausch von Gas und Produkten aus dem Stoffwechsel statt. Sie sind ein dicht verzweigtes Netzwerk, welches die kleinsten Arterien (Arteriolen) mit den Venolen verbindet. Venolen sind kleine Venen, die in größere Venen münden. Seite an Seite begleiten Arterien, Lymphgefäße und Nervenbahnen die kilometerlangen Wege der

> **!**
> Blutadern sind kilometerlang und transportieren täglich mehr als 7000 Liter Blut.

Blutadern. Tagtäglich transportieren sie pflichtgetreu mehr als 7000 Liter Blut durch unseren Körper.

Durch ihre eigene und glatte Muskulatur lassen sich Venen nicht bewusst trainieren. Aber unsere Skelettmuskulatur lässt sich bewusst steuern, etwa die Oberschenkel- und Wadenmuskulatur. Unsere Venen sind darin eingebettet und deshalb können wir ihre Leistungsfähigkeit mit bewusster Muskelarbeit fördern.

In den Beinvenen befinden sich Venenklappen. Zusammen mit der Muskelpumpe unterstützen sie den Rückfluss des Blutes zum Herzen.

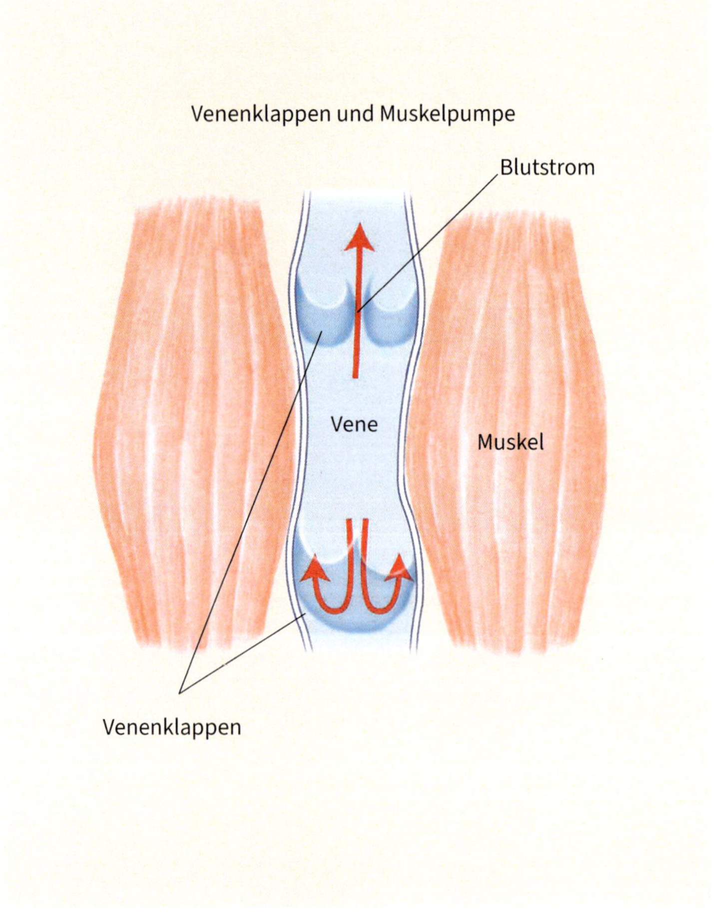

Die Aufgaben des Blutes

Blut ist ein Transportmittel und jeder lebende Organismus ist darauf angewiesen. Wir Menschen verfügen – abhängig von Körpergewicht, Alter und Geschlecht – über vier bis sechs Liter dieser dynamischen Flüssigkeit. Das sind bei einem gesunden Erwachsenen circa sieben bis acht Prozent des Körpergewichtes. Blut liefert unseren Zellen energiebeladene Nährstoffe, die es aus dem Darm aufnimmt. Gleichzeitig federt es Säuren ab und spült unentwegt die giftigen Endprodukte des Stoffwechsels zum Ausscheiden in die Nieren. Kontinuierlich befördert es Sauerstoff von der Lunge in die Gewebe und das dort entstehende Kohlenstoffdioxid wieder zurück zur Lunge. Auch an chemischen Vorgängen ist der blutrote Saft beteiligt, da er die im Körper entstehenden Hormone an die entsprechenden Organe übermittelt. Er sorgt für eine gleichbleibende Körpertemperatur und wehrt feindliche, krankmachende

!

Blut versorgt Gewebe und Organe mit Nährstoffen und Sauerstoff. Alle lebenden Organismen brauchen es.

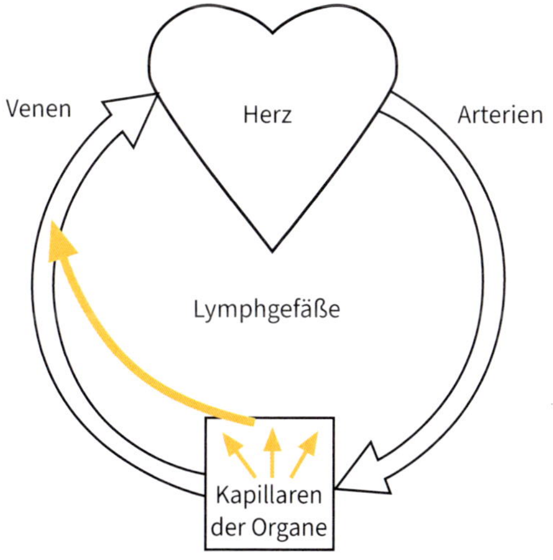

Schematische Zeichnung des Herz-Kreislaufsystems. Die Arterien transportieren das Blut in die Peripherie, und die Venen zurück zum Herzen.

Organismen ab. Schließlich schützt Blut uns vor seinem eigenen Verlust, indem es gerinnt. Auch erneuert es sich ständig selbst.

Unterschätzte Lymphe

Jedes Blutgefäß in unserem Körper, und sei es noch so klein, begleitet ein Lymphgefäß. Diese sind dünn, zart und weißlich-transparent. Die kräftigen Arterien pressen täglich 20 Liter Flüssigkeit in unsere Gewebe. Dort findet ein Austausch von Nährstoffen statt, woraufhin ein Großteil der Flüssigkeit (18 Liter) in die Venen zurückfließt. Übrig bleiben zwei Liter Lymphe, die erst über einen Umweg in die Blutbahn zurückkehren. Ihre Aufgaben: Filtern, Reinigen, Aufnehmen und Transportieren von Fetten aus der Ernährung, Immunabwehr und die Lymphozytenbildung. Lymphozyten gehören zu den weißen Blutkörperchen. Viele Lymphgefäße sammeln und vereinigen sich im Unterbauch zu einem großen Gefäß. Dieses Gefäß heißt Ductus thoraticus oder Milchbrustgang. Von unten nach oben aufsteigend, durchquert es Zwerchfell und Brustkorb. Dabei befördert es die Lymphe aus Beinen, Bauchorganen, der linken oberen Körper- und Kopfhälfte über den linken Venenwinkel direkt ins Herz. Die Lymphe der rechten oberen Körper- und Kopfhälfte fließt in den rechten Venenwinkel direkt ins Herz.

Lymphgefäße haben Klappen, die einen Rückfluss der Lymphe verhindern. Ihre Wände bestehen – ähnlich wie bei Venen – ebenso aus drei Schichten. Allerdings sind sie nicht muskulös und schwächer. Muskelarbeit, pulsierende Arterien und Atembewegungen pressen die Lymphgefäße zusammen und verstärken den Rückfluss der Lymphe in das venöse System um ein Vielfaches. Durch Verletzungen der zarten Lymphbahnen bei einer Krampfaderoperation kann durch die gestaute Flüssigkeit ein Lymphödem entstehen.

!

Lymphe gehören zur Immunabwehr. Durch Verletzungen ihrer Gefäße kann ein Lymphödem entstehen.

Die Aufgaben von Nerven und Hormonen

Nerven- und Hormonsysteme arbeiten eng zusammen. Sie steuern vielseitige Lebensprozesse, beispielsweise das Herz-Kreislaufsystem mit dem Blutdruck und den venösen Rückstrom des Blutes zurück zum Herzen. Unsere Durchblutung funktioniert, indem sich die Weite der Gefäße verändert. Der Spannungszustand (Tonus) der Gefäßmuskulatur und damit ihr Widerstand verändern sich durch unsere Bewegung und Nervenimpulse sowie durch hormonelle Impulse.

Nerven sind spezialisiert auf die rasche Weiterleitung von fein abgestimmten Reizen. Werden die Nervengefäße bei einer Krampfaderoperation geschädigt oder durchtrennt, fehlt dieser Mechanismus, die Venen erweitern sich und dehnen sich aus.

Hormone sind chemische Botenstoffe, die ihre Informationen über das Blut transportieren und sie im Kreislauf verteilen. Hormonelle Veränderungen während einer Schwangerschaft können die Blutgefäße weich machen und Krampfadern verursachen. Nach der Geburt bilden diese sich oft zurück (siehe Seite 77). Auch hormonelle Verhütungsmittel fördern ein Krampfaderleiden und können Thrombosen oder Embolien auslösen.

Venöse Durchblutungsstörungen mit Folgen

Besteht eine fortgeschrittene Schwäche der Venenfunktion mit chronischem Rückfluss des Blutes, ist die Diagnose Chronisch Venöse Insuffizienz (CVI) leicht zu stellen. Es fallen vor allem sichtbare Hautschäden auf:

- erweiterte, prall gefüllte Krampfadern
- Gewebeschwund
- harte Stellen

- dunkelbraune Verfärbungen am Unterschenkel
- Geschwüre typischerweise oberhalb des Innenknöchels (Ulcus cruris)
- Ödeme

!

Missempfinden, Schwere und Spannungsgefühl in den Beinen bedeuten Durchblutungsstörungen.

Anfangs haben die Betroffenen keine oder verborgene Beeinträchtigungen. Neben dem kosmetischen Makel treten je nachdem unklare Missempfindungen in den Beinen auf. Es entsteht ein Schwere- oder Spannungsgefühl, vor allem nach längerem Stehen. Die Beschwerden verstärken sich durch Wärme, bei Frauen auch vor der Menstruation. Durch Bewegung in kühler Umgebung und dem Hochlegen der Beine bessern sie sich. Weitere Symptome sind Juckreiz, geschwollene Knöchel und Ödeme, die für eine begin-

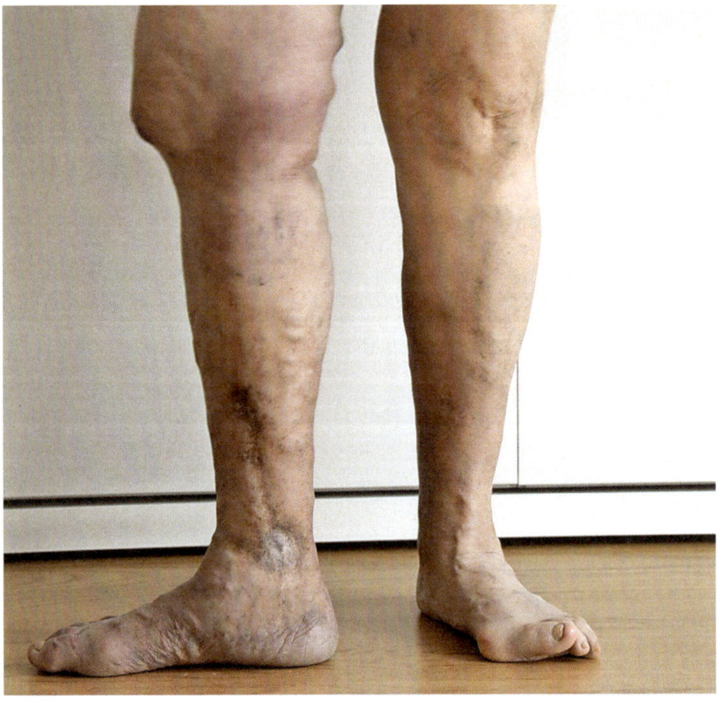

Typische Befunde für ein fortgeschrittenes Krampfaderleiden sind sichtbar gestaute Venen, Durchblutungsstörungen, Verfärbungen der Haut oder Ekzeme. Im schlimmsten Fall ein offenes Bein.

nende Chronisch Venöse Insuffizienz (CVI) sprechen. Durch die mangelnde Durchblutung entsteht ein schlecht heilendes Geschwür, das bis auf die Knochen reichen kann.

Stadien der Chronisch Venösen Insuffizienz (CVI)

STADIEN	BESCHWERDEN	KENNZEICHEN
I	Keine nennenswerten Beschwerden	Schwellungen, die sich zurückbilden; Verfärbungen; tastbare und sichtbare Krampfadern; das Gewebe ist nicht verhärtet
II	Schwere- und Spannungsgefühl, Juckreiz	Verhärtungen; lang anhaltende Schwellungen; trockene Haut; nächtliche Wadenkrämpfe; prall gefüllte Krampfadern; sichtbar gestaute Venen am äußeren und inneren Fußrand
III	Hitzegefühl, Juckreiz, Schwellung	Wie Stadium II, aber stärker ausgeprägt; Hautstörungen; starke Verfärbungen; Hautentzündungen; Entzündungen der oberflächlichen Venen; Ekzeme
IV	Beinschmerzen mit Engegefühl bei körperlicher Belastung, lässt in Ruhe nach	Chronisches offenes Bein (Ulcus cruris); Entzündungen durch Folgeinfektionen; Lymphödem; versteifte Sprunggelenke; Eisenmangel; Uhrglasnägel an den Zehen

Thrombophlebitis und Varikophlebitis

Ein Krampfaderleiden kann lange ohne Symptome verlaufen und keine Beschwerden verursachen. Oft entstehen aber auch Komplikationen mit weitreichenden Folgen. Diese lassen sich durch das

Entfernen der Krampfadern mit einer Kochsalztherapie verhindern (siehe Seite 70).

Eine Komplikation ist die Thrombophlebitis. Hier sind die Wände der großen oder kleinen Rosenvene im oberflächlichen Venensystem entzündet. Sind die Venen zusätzlich überdehnt, haben sie ihre Funktion verloren und sind zu Krampfadern geworden, sprechen Mediziner von einer Varikophlebitis.

Häufig besteht die Gefahr, dass sich ein Blutgerinnsel (Thrombus) bildet. Kommt beides zusammen – Entzündung und Thrombus –, handelt es sich um eine nicht bakterielle Thrombophlebitis. Das tiefe Venensystem gewährleistet weiterhin den größten Teil des Blutabflusses, weshalb es zu keinem Blutstau kommt.

!

Entzündete Gefäße kommen plötzlich, sind schmerzhaft und können gefährlich werden.

Das geschieht ganz plötzlich. Die betroffenen Venen und ihre Umgebung sind rot und fühlen sich geschwollen, heiß und schmerzhaft an. Die Gefäße entzünden sich, wenn bei langem Sitzen oder bei Bettlägerigkeit das Blut durch die gestauten Gefäße zu langsam fließt. Außerdem können Verletzungen durch Schlag und Stoß oder Bisse und Stiche von Insekten eine Thrombophlebitis auslösen. Weitere Risikofaktoren sind:

- Operationen
- Wochenbett
- Ruhigstellen bei Gipsverband
- Rauchen
- starkes Übergewicht
- Herz-Kreislauf-Erkrankungen

Tritt eine Thrombophlebitis im Bereich der Leiste auf, kann sich ein Blutgerinnsel in den tiefen Venen bilden und dort eine Thrombose auslösen.

Wichtig: Viel bewegen und nicht im Bett oder auf dem Sofa liegen bleiben. Selbst Bettlägerige müssen tagsüber aufstehen und umherlaufen. Längeres Stehen und Sitzen ist auf jeden Fall zu vermeiden. Kühlende Salben oder Gels mit Arnika lindern die Entzündung und fördern die Heilung. Traditionelle und alternative Helfer sind Wickel und Umschläge mit Lehm, Heilerde, Arnkiatinktur oder Schwedenkräuter (siehe Seite 40). Zudem wirken sie schmerzlindernd und antiseptisch. Bevorzugt sollten Speisen und Getränke mit entzündungshemmenden Eigenschaften verzehrt werden (siehe Seite 96 ff.). In der Regel ist die Einnahme von Antibiotika unnötig.

Die bakterielle Thrombophlebitis ist eine weitere Form der Thrombophlebitis. Durch Venenkatheter oder Drogenmissbrauch verschleppte Bakterien lösen eine Infektion in der Vene aus. Sie tritt mit Fieber und Schüttelfrost auf. Der Betroffene muss dringend in ein Krankenhaus gebracht werden.

Selbsttest zum Beurteilen der Einmündungsklappen

Legen Sie sich hin. Heben Sie das betroffene Bein an und lassen es blutleer laufen. Binden Sie es in der Mitte des Oberschenkels ab oder bitten Sie jemanden, das für Sie zu tun. Das geht gut mit einem Schal, mit einer drei bis fünf Zentimeter breiten Binde oder einem Gummiband. Stehen Sie auf und beobachten Sie die große Rosenvene:

1. Lassen Sie das Bein abgebunden. Füllt sich die Vene von unten nach oben (vom Fuß bis zur Leiste), sind die Klappen der Verbindungsvenen zum tiefen Venensystem defekt.
2. Entfernen Sie anschließend im Stehen die Bandage. Füllt sich die Vene schnell von oben nach unten (von der Leiste bis zum Fuß), ist die Klappe an der Einmündungsstelle (Krosse, Venenstern) defekt.

Dieses Verfahren nennen die Mediziner „Trendelenburg-Test". Er hat sich in der Praxis zur Beurteilung der Venenklappen bewährt.

!

Thrombosen sind immer gefährlich und sofort behandlungsbedürftig.

Phlebothrombose

Typische Erkennungszeichen einer Phlebothrobose sind das plötzlich schmerzhafte, dick und blau werdende Bein. In einer tiefen Beinvene hat sich ein Blutgerinnsel gebildet. Dadurch ist das Gefäß teilweise oder komplett eingeengt und verschlossen. Der Rückfluss des Blutes zum Herzen hin ist gestört. Phlebothrombosen kommen häufiger vor und bringen große Komplikationen mit sich. Ältere Menschen sind häufiger betroffen als jüngere. Meist entwickeln sie sich aus den tiefen Bein- und Beckenvenen. Bei Menschen, die lange bettlägerig sind, verursacht eine Phlebothrombose oftmals keine oder verborgene Beschwerden. Deshalb wird sie leicht übersehen und eventuell erst nach einer Lungenembolie erkannt.

Ursachen einer Phlebothrombose

Die Ursachen sind unterschiedlich und vielfältig. Auslöser sind Schäden an der Gefäßwand bei Knochenbrüchen, Prellungen oder Operationen vor allem an den Knien, Hüften und am Unterleib. Oder sie werden ausgelöst durch ungewohnte körperliche Belastung, Dauerkatheter und Krampfadern. Ein weiterer Grund ist ein verlangsamter Blutfluss bei langer Bettruhe, einem Gipsverband oder einer Herzschwäche. Auch eine beengende Sitzposition bei Langstreckenflügen, langes Sitzen, einschnürende Kleidung, Übergewicht und Krampfadern begünstigen einen gestörten Blutfluss.

Eine große Rolle spielen veränderte Bluteigenschaften durch hormonelle Störungen, Hormonbehandlungen, Ernährungsfehler oder Störungen der Blutgerinnung. Außerdem verändern sich die Eigenschaften des Blutes durch Austrocknen des Körpers bei Durchfall, Entwässerungstabletten und Tumoren.

Weitere Risikofaktoren sind das Rauchen, hormonelle Verhütungsmittel, Bewegungsmangel, Ernährungsfehler, familiäre Vorbelastung, Infektionen, Operationen und Unfälle.

Symptome und Komplikationen

Typische Symptome einer Phlebothrombose sind Ödeme, pralle Waden, glänzende und überwärmte Haut mit krampfartigen, heftigen Schmerzen durch Dehnen oder beim Laufen. Durch den Rückstau des Blutes wird das Bein bläulich und die Venen treten deutlich hervor. Wird das Bein hochgelagert, bessert sich der Schmerz. Blutgerinnsel können mit dem Blutstrom in den Körperkreislauf gelangen und Hustenreiz, Schmerzen in der Brust, Atemnot, Angst und Unruhe auslösen. Thromben (Blutpfropfe) werden gefährlich, wenn sie die Gefäße des Lungenkreislaufs verstopfen und dort eine Lungenembolie auslösen.

Postthrombotisches Syndrom

Das postthrombotische Syndrom (PTS) entsteht, wenn eine tiefe Venenthrombose nicht frühzeitig erkannt und behandelt wird. Zurück bleiben schwere Schäden an den tiefen Venenklappen. Typische Beschwerden sind chronischer Blutstau mit Juckreiz, Schwellung, Wadenkrämpfe und schwere Beine. Im Laufe des Tages und bei warmem Wetter verschlimmern sie sich. Werden die Beine hochgelegt oder bei kühlem Wetter verbessern sie sich. Weitere Folgen sind Hautveränderungen, Pigmentstörungen, erweiterte Hautvenen an den Knöcheln, Ekzeme und ein offenes Beingeschwür.

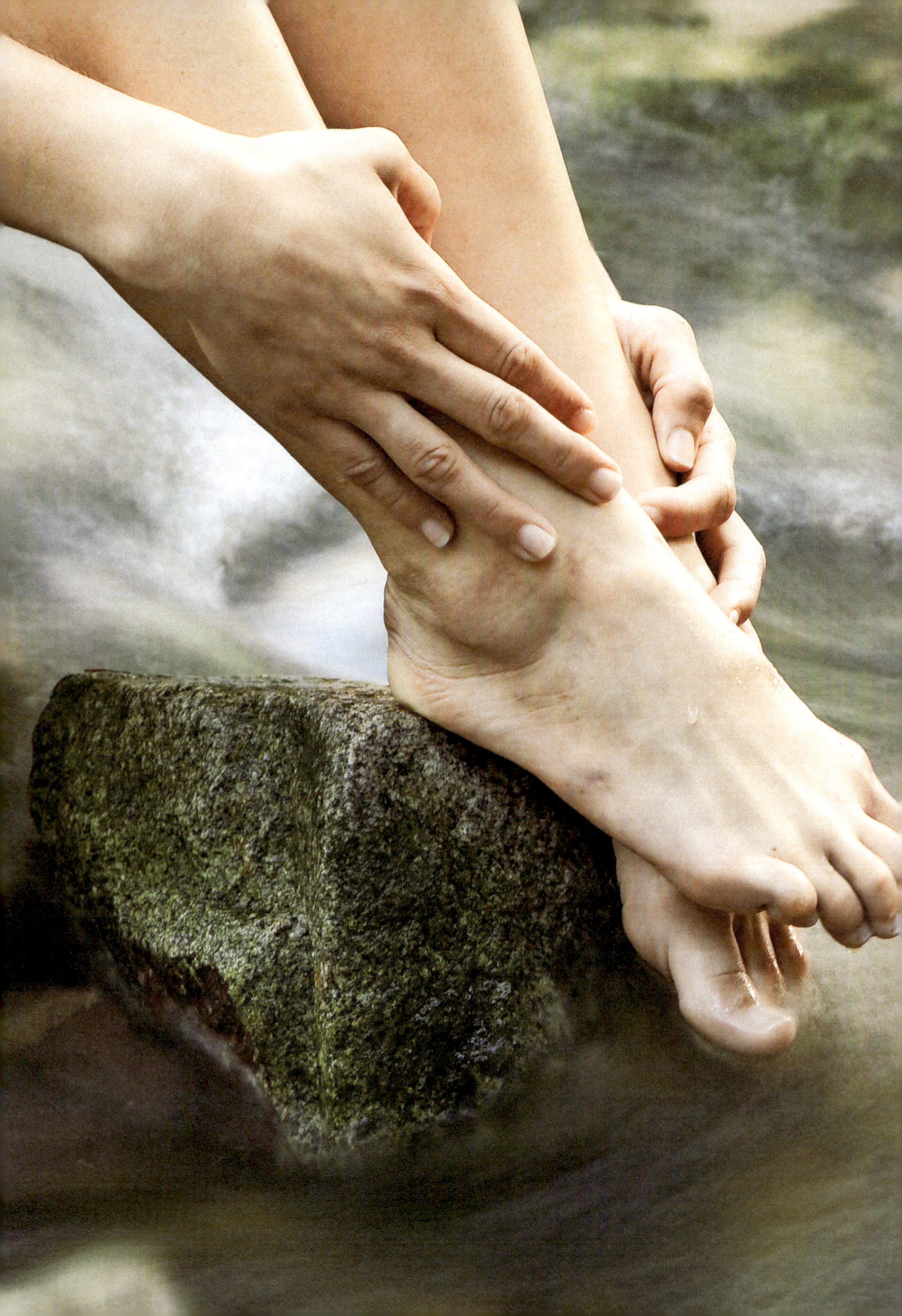

DIE FUNKTION DER VENEN NATÜRLICH VERBESSERN

Um die Venen zu stärken und die Gesundheit zu verbessern, erhalten Sie in den folgenden Kapiteln fachgerechte Kenntnisse aus der westlichen Naturheilkunde bis hin zur Traditionellen Chinesischen Medizin. In zwölf Schritten erfahren Sie, was Sie regelmäßig tun können, um Ihre Venen zu stärken, Krampfadern vorzubeugen oder sie mit einer Kochsalzlösung natürlich entfernen zu lassen. Und wie Sie die vorgeschlagenen Methoden sinnvoll einüben und erfolgreich anwenden können.

DAS TUT DEN VENEN GUT

1. Richtig atmen aktiviert

Wir beginnen unser Leben mit einem Einatmen und beenden es mit einem Ausatmen. Der Atemrhythmus begleitet uns ununterbrochen ein Leben lang. Pro Minute atmen wir zwölf bis 16-mal. In einem Jahr sind das rund sechs bis sieben Millionen Atemzüge. Grund genug, sich das Luftholen bewusst zu machen und näher anzuschauen.

Unsere Lunge – lebenswichtiges Atmungsorgan

Für die Sauerstoffversorgung ist die Lunge zuständig. Beim Einatmen nimmt sie Energie und Sauerstoff aus der Luft auf, verteilt diese Substanzen im ganzen Körper und scheidet sie mit der verbrauchten Luft beim Ausatmen wieder aus. Das ist der sogenannte Gasaustausch. Sind die Lungen gesund, ist das Atmen ruhig und rhythmisch. Ist der Atemfluss gestört, dann quälen Symptome wie Husten, Atembeschwerden oder Asthma den Betroffenen.

!

Gemäß der chinesischen Medizin verbindet die Lunge das innere mit dem äußeren Qi (siehe Seite 79) und reguliert den gesamten Blut- und Energiekreislauf.

Die Lunge reguliert gemäß der Traditionellen Chinesischen Medizin zugleich die Wasserwege und wandelt Körperflüssigkeiten um. Sie bewegt ihre Kraft in zwei Richtungen: Abwärts gerichtet und verflüssigend sowie zirkulierend und ausstreuend. Das beeinflusst den gesamten Energie- und Blutkreislauf und kann eine Disharmonie in der Lunge und im gesamten Organismus auslösen. Störungen in der Lungenfunktion wirken negativ auf die körpereigene Abwehr und führen zu Schwellung und Einlagerung von Wasser.

Die Lunge unterstützt mit ihrer Atmung den Rücktransport des Blutes aus den Venen zurück zum Herzen. Bei dieser Aufgabe helfen ihr funktionierende Venenklappen, trainierte Muskeln, die Muskelkraft von Arterien- und Venenwänden sowie die Sogkraft des rechten Herzens.

Wichtig: Ein gleichmäßiges tiefes Einatmen verstärkt die Sogkraft des Herzens. Das hat bei einer Varikose besondere Bedeutung, da Krampfadern ihre Aufgabe, das Blut zum Herzen zu pumpen, nicht oder nur eingeschränkt ausüben.

Der Gasaustausch mit Bäumen

Unser Bronchialbaum ermöglicht den Austausch von Kohlenstoffdioxyd (CO_2) und Sauerstoff (O_2), beides sind geruchs- und farblose Gase. Sauerstoff – das häufigste Element auf der Erde – ist zu 21 Prozent in der Atmosphäre enthalten und für alle Verbrennungs- und Zersetzungsvorgänge erforderlich. Der Mensch, alle Tiere und zahlreiche Pflanzen benötigen Sauerstoff zum Leben. Sie entnehmen ihn aus der Luft, durch Atmen oder durch Aufnahme aus in Wasser gelöstem Sauerstoff. In hoher Konzentration ist er für viele Lebewesen giftig.

Für Bäume, Sträucher und Gehölze ist Sauerstoff ein nicht mehr benötigtes Stoffwechselprodukt, das sie beim Ausatmen an die Luft abgeben. Im Gegenzug nehmen sie unser angefallenes Stoffwechselprodukt – das Kohlenstoffdioxyd – auf. Sie wandeln es in Kohlenhydrate um, die sie für ihren Organismus zum Leben benötigen. Bei diesem Vorgang nehmen die Blätter ebenso Umweltgifte wie Ozon, Kohlenmonoxyd und Schwefeldioxid auf und verstoffwechseln sie zu Sauerstoff. Ein gesunder, ausgewachsener Baum versorgt am Tag zehn bis 20 Menschen mit Sauerstoff und bindet pro Jahr etwa fünf Tonnen Kohlenstoffdioxyd und 100 Kilogramm Feinstaub.

Der Baum bildet die äußere Form der Atmung, bindet Kohlenstoffdioxyd und erzeugt Sauerstoff. Wir Menschen machen es genau anders herum: Wir atmen O_2 ein und CO_2 wieder aus. Die Lunge schaut wie ein umgekehrter Baum aus. Innen- und Außenwelt wechseln sich gegenseitig ab. Daraus folgt, dass wir zur Mutter Erde gehören und mit der Natur eine Lebensgemeinschaft haben.

!

Bäume versorgen uns mit lebenswichtigem Sauerstoff und binden nebenbei Umweltgifte.

Der Atem und seine vielseitigen Aufgaben

!

Die Atmung ist ein unaufhörlicher, automatischer Reflex, den wir bedingt beeinflussen können.

Egal ob wir schlafen, uns bewegen oder arbeiten: Unsere Sauerstoffversorgung funktioniert unaufhörlich. Sie ist ein automatischer Reflex und genauso wie Essen und Trinken ein Vorgang des Stoffwechsels.

Gleichmäßiges, tiefes und ruhiges Atmen versorgt uns mit lebensnotwendigem Sauerstoff, setzt Energie frei, gleicht Basen mit Säuren aus, reinigt und nährt uns und ist Grundlage des Sprechens. Unterstützt wird der Atemvorgang vom Zwerchfell, Hals-, Bauch-, Brustmuskulatur und der Muskulatur zwischen den Rippen. Die „äußere Atmung" ist der Gasaustausch in der Lunge. Im Gegensatz zur inneren Atmung, der Zellatmung: Ein Stoffwechselvorgang, der zur Energiegewinnung in den Zellen Sauerstoff verbraucht, indem er Nährstoffe wie Kohlenhydrate und Fette abbaut und verbrennt.

Das Einatmen ist ein aktiver Vorgang. Atemmuskeln und Zwerchfell weiten Brust- und Bauchraum aus. Über die Nasenhöhle, Rachen, Kehlkopf gelangt die eingeatmete, angewärmte Luft in die Luftröhre, von dort aus in die Lungenflügel und Bronchien. Wie ein Baum verzweigen die Bronchien sich in feine Äste und gehen in die Lungenbläschen über. Diese sind mit hauchdünnen Wänden ausgestattet und besitzen kleinste Blutgefäße. In den Blutgefäßen findet der Austausch von Sauerstoff und Kohlenstoffdioxyd statt. Beim Ausatmen entspannen die Muskeln, Brust- und Bauchraum ziehen sich zusammen und pressen die Luft aus der Lunge raus.

Atemsteuerung: Das Atmen hat mehrere Impulsgeber, die es steuern und regeln. Zum einen gibt es das Atemzentrum: Es liegt im zentralen Nervensystem zwischen Gehirn und Rückenmark und leitet Nervenimpulse weiter oder die chemischen Rezeptoren, die den Säure-Basen-Haushalt ausgleichen. Dazu kommen Muskel- und Geweberezeptoren, die Signale auslösen, oder Hormone wie Adrenalin, Cortisol, Schilddrüsen- und Sexualhormone. Auch

Schmerz- und Temperaturreize wirken sich auf den Atemrhythmus aus. Ebenso psychische Einflüsse wie Wut, Trauer, Angst und Schrecken oder Freude.

Bewusstes Atmen: Körper, Geist und Seele stehen in einer engen, gegenseitigen Beziehung zum Atmen. Bei fehlender Entspannung, Stress, belastenden Gedanken oder negativen Gefühlen bleibt einem die Luft weg. Vor Angst stockt der Atem oder wir schnauben vor Wut. Sind wir traurig, ist die Atmung flach und kraftlos. Mit Seufzen und Stöhnen versucht der Körper die fehlende Belüftung der Lunge auszugleichen. Geht das über das natürliche Maß hinaus, ist die Atmung angespannt und blockiert. Die Lunge ist zwar gesund, aber ihre Funktion und die Atemregulation sind gestört. Erkennen wir das nicht frühzeitig und gewöhnen uns daran, kommen wir in eine Spirale, die uns weiter anspannt und blockiert. Die Folgen sind beispielsweise ein schlechter Abtransport von Säuren und Kohlenstoffdioxyd. Die Auswirkungen davon sind:

- Mangelhafte Versorgung mit Nährstoffen und Sauerstoff
- Brustenge
- Rücken- und Nackenschmerzen
- Konzentrationsstörung
- Kurzatmigkeit und Müdigkeit

!

Negative Gefühle lassen sich durch ruhiges und bewusstes Atmen auflösen.

Das Erfreuliche ist: Dieser Ausgleich funktioniert genauso umgekehrt. Bewusstes, tiefes ein- und ausatmen erfrischt und belebt. Die Wut löst sich auf, wenn wir ruhig und gleichmäßig atmen. Obwohl Atmen unterbewusst und automatisch abläuft, lässt es sich mit der richtigen Technik und bewusstem Üben gezielt verändern. Im Vordergrund steht das Wissen um den natürlichen Atemvorgang, das Üben und Kontrollieren einer gesunden, vitalen Atmung. Die Ergebnisse machen sich sofort sowohl körperlich als auch seelisch und geistig wohltuend bemerkbar.

Energiequelle Atmen: Unsere Atmung besteht aus drei Phasen: Einatmen, ausatmen und einer Pause, die je nachdem, ob wir angespannt oder entspannt sind, kürzer oder länger ausfällt. Atmen ist ein kontinuierlicher Austausch mit allem, was uns umgibt. Ein Geben und Nehmen, ein Ausdehnen und Zusammenziehen, ein Festhalten und Loslassen.

Der Atemrhythmus funktioniert vollautomatisch und im Hintergrund. Wenn der Körper uns dazu zwingt, schnappen wir reflexartig nach Luft. Damit unterliegt er streng genommen nicht einer bewussten Kontrolle. Aber da die Skelettmuskeln beim Atmen mithelfen, lässt sich das Atmen mit diesen Muskeln bewusst steuern. Es ist also machbar, bewusst tiefer, schneller, flacher oder nur in den Brustkorb oder Bauch zu atmen.

In diesem Rahmen lassen sich durch eine vertiefte Atmung der venöse Rückfluss zum Herzen, Herzschlag, Durchblutung, Muskeln, die Haltung sowie unser seelisches und körperliches Befinden beeinflussen. Die folgenden Anleitungen unterstützen dabei, das bewusste Atmen zu üben. Bitte ausprobieren!

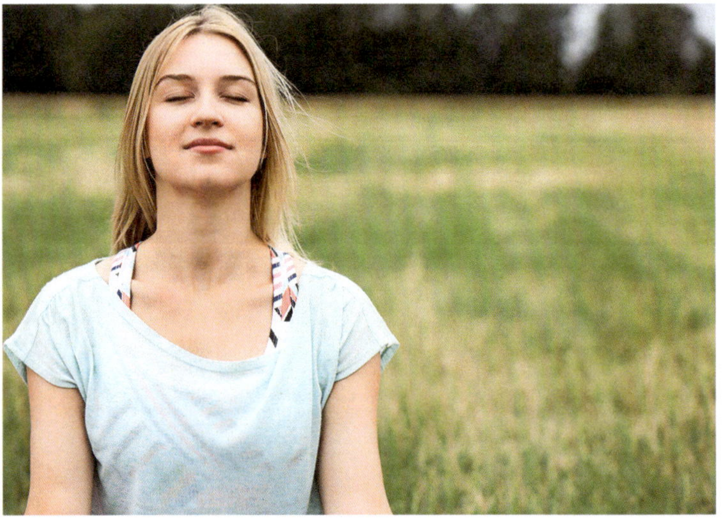

Eine vertiefte Atmung wirkt sich auf vielerlei Weise positiv auf Körper und Geist aus.

Sechs Atemtechniken

Betont und bewusst atmen. Beim Ausatmen spannen sich die Bauchmuskeln an. Beim Einatmen entspannen und dehnen sie sich. Falls nichts anderes erwähnt, kann das Üben stehend, sitzend oder liegend erfolgen. Zwei- bis dreimal täglich bewusst und achtsam üben.

!

Bewusstes Atmen ist erlernbar, baut Stress ab und entspannt.

Stehend: Die Füße parallel und schulterbreit aufstellen. Die Fußspitzen leicht nach innen drehen. Arme locker hängen lassen. Die Handflächen zeigen zu den Oberschenkeln. Die Knie sind leicht gebeugt. Kopf und Rücken aufrecht und locker halten.

Sitzend: Aufrecht auf einem Stuhl sitzen. Die Füße sind parallel und schulterbreit. Ober- und Unterschenkel sind im rechten Winkel. Der Oberkörper ist aufrecht und entspannt. Das Kinn leicht nach unten sinken und zurückziehen. Die Hände liegen locker auf dem Schoß.

Liegend: Auf den Rücken legen. Beine hüftweit anwinkeln oder ausstrecken. Rücken strecken, aber nicht auf die Unterlage drücken. Kopf nach oben verlängern. Steißbein nach unten verlängern. Der ganze Körper ist locker und leicht.

- **Natürliches Atmen:** Jeweils dreimal durch die Nase einatmen und durch die Nase ausatmen.
- **Qi-Atmung:** Durch die Nase einatmen, dabei die Zungenspitze hinter die oberen Schneidezähne legen. Beim Ausatmen durch den Mund die Zungenspitze hinter die unteren Schneidezähne legen. Jeweils dreimal. Diese Technik verbindet zwei wichtige Meridiane – Lenker- und Dienergefäß – miteinander, damit Energie und Blut besser zirkulieren können.
- **Qi vom Himmel holen:** Sitzposition. Den Kopf in den Nacken legen. Das Gesicht zeigt zum Himmel. Tief und gleichmäßig dreimal durch die Nase in den Unterbauch einatmen. Langsam durch den Mund ausatmen.
- **Gedanken frei:** Sitzposition. Körper entspannen. Augen schließen. Die Gedanken sind frei und leer. Auf die Atmung konzen-

trieren. Durch die Nase langsam, gleichmäßig und tief einatmen. Den Atem so lange es geht anhalten und langsam wieder ausatmen, dreimal wiederholen.

- **Atem fließen lassen:** Durch die Nase einatmen. Dabei die gestreckten Arme langsam nach vorne bis zur Schulterhöhe anheben. Die Handflächen zeigen zum Boden. Langsam durch den Mund ausatmen und die Arme dabei senken, dreimal wiederholen.

Beim bewussten Atmen werden die Gedanken frei und leer.

- **Bauchatmung:** Durch die Nase tief einatmen bis in den Unterbauch. Dabei wölbt sich der Bauch vor. Mit dem Mund ausatmen, der Bauch zieht sich zusammen, dreimal wiederholen.

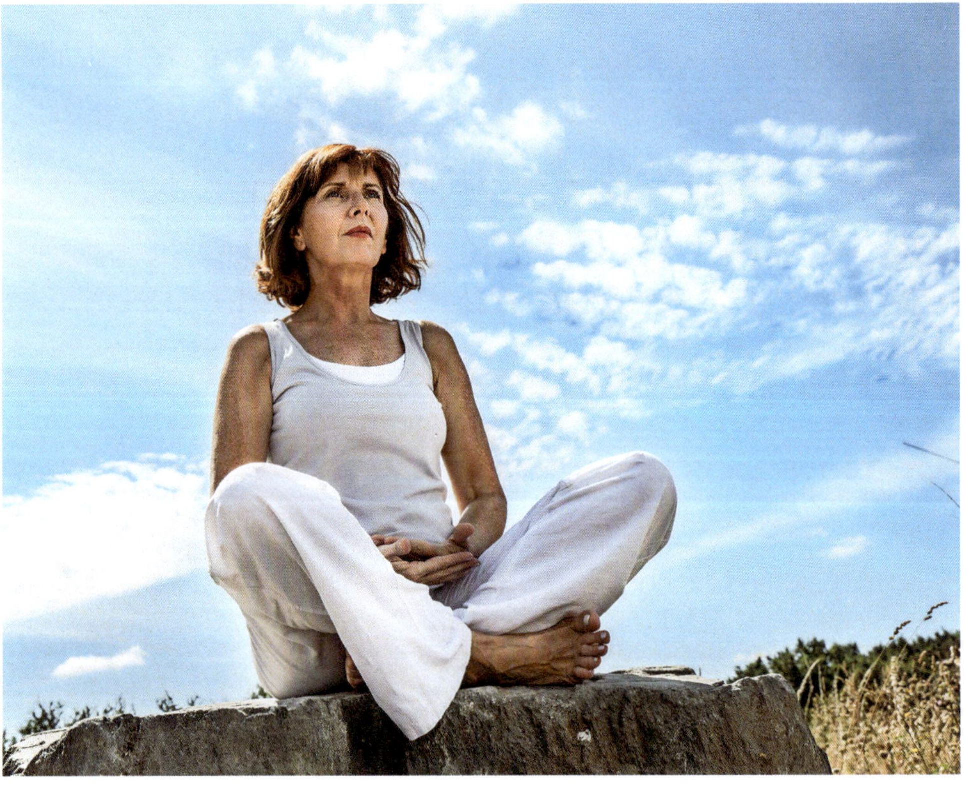

2. Kneippsche Wasserkuren – Wundermittel kaltes Wasser

Kaltes Wasser für gesunde Venen

Seit gut 150 Jahren gibt es die ganzheitliche Heilmethode von Naturarzt und Pfarrer Sebastian Kneipp (1821–1897). Es ist ein bewährtes traditionelles Verfahren, bei dem die Vorbeugung von Krankheiten und die Gesunderhaltung des Menschen an erster Stelle stehen. Genauso wie die chinesische Medizin, setzt sich die naturheilkundliche Lehre von Kneipp aus fünf Säulen zusammen:

1. Wasserkuren
2. Kräuterheilkunde mit Tees und Badezusätzen
3. Ernährung in Form von leichter vegetarisch-veganer Kost oder Fastentherapien
4. Ausdauernde Bewegung an der frischen Luft
5. Ordnungstherapie mit bewusster, ausgeglichener Lebensführung und Entspannung

Kaltes Wasser im Kneippschen Sinne ist ein reines Wundermittel. Es fördert die Durchblutung, erfrischt, härtet ab und wirkt heilend. Besonders die Kneippschen Kälteanwendungen sind ein angesehenes Verfahren, um Venen zu unterstützen und zu stärken. Sie wirken abschwellend, lösen Stauungen und Schmerzen. Lindernd sind bei Krampfadern kalte Güsse, kalte Teilbäder, Wassertreten und Beinwickel.

> **!**
> Kneippsche Anwendungen beugen Erkrankungen vor und stärken das Immunsystem.

Bei den Maßnahmen mit kaltem Wasser reagieren die Blutgefäße, der Stoffwechsel, das Immunsystem und die Muskulatur. Die hierdurch ausgelösten Temperaturreize helfen nachhaltig, wobei der richtige Einsatz des Wassers eine wesentliche Rolle spielt. Die Grundregeln sind bei allen Wassertherapien gleich: Kein kaltes Wasser auf kalte Haut. Die Gliedmaßen müssen warm sein durch Bewegung, ein warmes Fußbad, durch warme Luft in der Sauna oder Bettruhe. Die Kuren bewirken hinterher eine wohlige, entspannende Wärme im ganzen Organismus. Ausgekühlte Gliedmaßen schwächen den Körper und haben unangenehme Nebenwirkungen. Zu der Wassertherapie nach Kneipp zählen Waschungen, Wickel, kalte Güsse, Wechselgüsse und Bäder.

Zuhause Kneippen

!

Wasser ist ein zentrales Element in der Kneippschen Lehre.

Die Maßnahmen sind ein bewährtes Hausmittel und lassen sich auch ohne fachmännische Unterstützung regelmäßig in jedem Badezimmer durchführen. Dafür bedarf es einfacher Mittel wie eines Schlauchs, Fußgitters, Rost oder Matte und einer Fußbadewanne.

Wichtigste Regel: Um einen sanften Reiz zu bewirken, alle kalten Wasserkuren nur bei warmen Gliedern anwenden. Bei kalten Füßen wäre der Reiz zu stark und würde die Selbstheilungskräfte hemmen oder auflösen. Sanfte Reize fördern sie, deswegen darauf achten, dass der Körper warm ist.

!

Kneippsche Wassergüsse trainieren die Gefäße, regen den Kreislauf und die Atmung an.

So kneippen Sie zuhause richtig: Den Wasserstrahl so einstellen, dass er handbreit und beinahe drucklos als „Wassermantel“ über die Haut fließen kann. Mit dem Schlauch der Handbrause und einem verstellbaren Duschkopf lassen sich die Güsse gut durchführen. Um den gewünschten Effekt zu erzielen, sind die Temperaturreize so lange zu setzen, bis eine verstärkte Durchblutung eintritt. Die Wassertemperatur liegt bei 14 bis 18 °C. Wichtiger dabei ist es, auf das eigene Wärmeempfinden zu achten. Bei kalten Füßen, frösteln, frieren oder Kälteempfindlichkeit den kalten Guss durch einen Wechselguss ersetzen. Jede Schockwirkung auf das Herz, den Kreislauf und die Atmung vermeiden.

Es wird zuerst die rechte, herzferne Körperseite behandelt, damit sich das Herz an die Maßnahme gewöhnen kann. Die erste Reaktion ist ein leichter Kälteschmerz, darauf folgen eine leichte Hautrötung und ein angenehmes Wärmegefühl. Wird die Haut

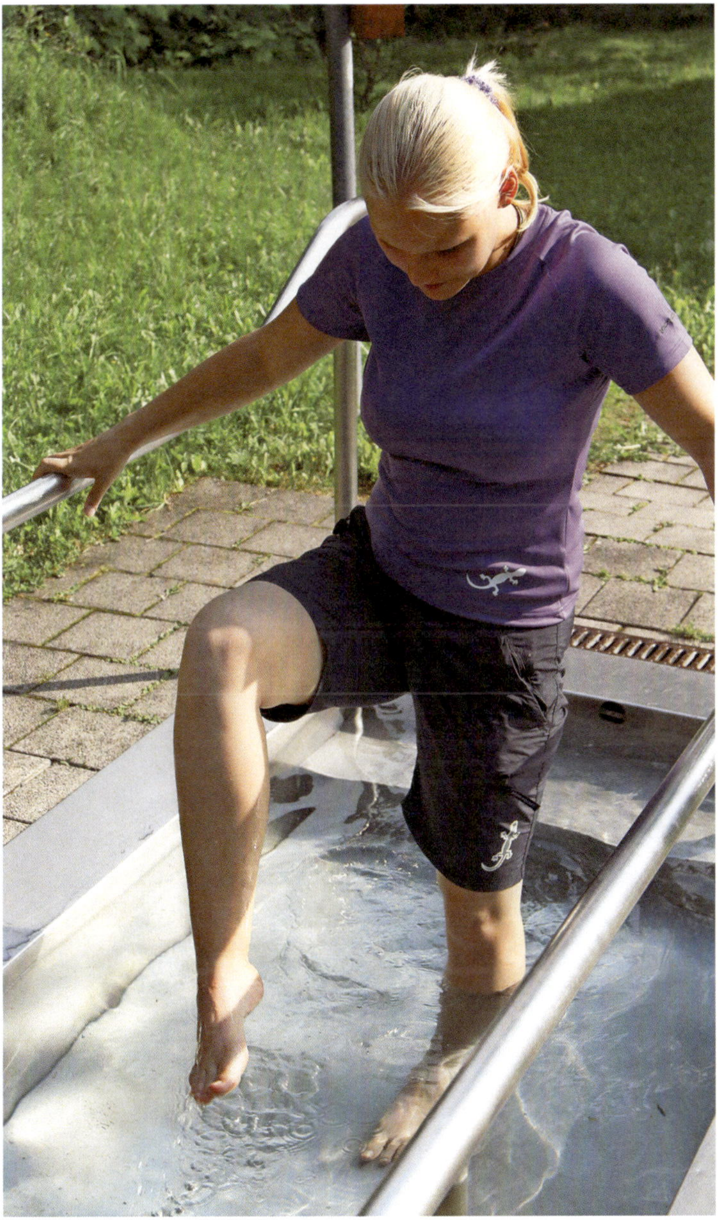

Die Kneippschen Kälteanwendungen wie Wassertreten sind ein angesehenes Verfahren, um Venen zu unterstützen und zu stärken.

blau, war der Guss zu lange. Die Dauer eines kalten Gusses hängt vom persönlichen Empfinden ab. In der Regel dauert er 40 bis 60 Sekunden. Die Anwendungen zwei- bis dreimal wöchentlich durchführen, frühestens zwei Stunden nach einer Mahlzeit. Zwischen mehreren Anwendungen dem Körper jeweils zwei Stunden Zeit geben, weil er aktiviert ist und die Beine kräftig durchblutet, sonst wäre das zu viel.

Kalter Knieguss

Der kalte Guss erfrischt besonders bei müden, schweren Beinen und ist Teil eines effektiven Gefäßtrainings. Die regelmäßige Anwendung lindert unruhige Beine, Schwellungen und Stauungen, Krampfaderbeschwerden, Schmerzen in Waden und Füßen. Der Knieguss bietet Hilfe bei Bluthochdruck, Kopfschmerzen, Wärmestau und Hitzeerschöpfung im Sommer. Abends angewendet wirkt der kalte Knieguss gegen Schlafstörungen.

Kontraindikationen: Akute, fiebrige Erkrankungen, Blasenentzündung, Nierenentzündung, Unterleibsentzündung, schwere, arterielle Durchblutungsstörungen, Menstruation, Frieren und Frösteln.

Anwendung: Damit das Wasser schön abfließen kann und man nicht im kalten Wasser steht (Abkühlungsgefahr), in die Badewanne ein Rost oder eine Matte legen. Den Wasserstrahl eine Handbreit entfernt vom rechten, kleinen Zeh über den Fußrücken an der Außenseite der Wade entlangführen bis eine Handbreit oberhalb des Knies. Dort fünf Sekunden verweilen, den Schlauch hin- und her bewegen, wobei das Wasser als Wassermantel abfließt. Weiter den Strahl an der Innenseite zurück bis zur Ferse führen. Nun genauso den Wasserstrahl am anderen, linken Bein hochführen und oberhalb des linken Knies fünf Sekunden verweilen. Um den Reiz zu verstärken, in gleicher Höhe auf die rechte Seite wechseln und dort fünf Sekunden verweilen. Zurück nach links wechseln, das Wasser wieder fünf Sekunden wirken lassen und den Wasserstrahl an der

Innenseite zur linken Ferse leiten. Ein leichter Kälteschmerz zeigt die Reaktion an. Zum Schluss die Fußsohlen behandeln. Erst den rechten Fuß von vorne nach hinten und zurück, das gleiche am linken Fuß durchführen.

Den Körper durchströmt erst eine angenehme Kühle, gefolgt von einer wohligen Wärme. Wichtig: Das Wasser nur abstreifen, wodurch ein Wasserfilm mit Verdunstungswärme auf der Haut entsteht, der den Reiz verstärkt. Niemals abtrocknen. Aktives Bewegen nach dem Knieguss wirkt anregend, im Bett eingewickelt zu liegen wirkt entspannend. Beides sorgt für eine Wiedererwärmung.

!

Alle kalten Wasserkuren nur bei warmen Gliedmaßen anwenden und die Anleitungen genau befolgen!

Kalter Schenkelguss

Der Schenkelguss beginnt wie der kalte Knieguss, wobei der Wasserstrahl über den Oberschenkel bis in Höhe des Gesäßes geführt wird. Durch die größere gereizte Hautfläche ist das Gefäßtraining stärker. Das beugt Krampfadern vor und verhilft zu schönen Beinen. Der Guss kräftigt die Venen und das Bindegewebe. Er hilft gegen venöse Durchblutungsstörungen, Zellulitis und Fußschweiß. Bei Abgeschlagenheit, Müdigkeit, Kopfschmerzen und Bluthochdruck (leitet das Blut aus dem Kopf) ist er nützlich. Abends angewendet, hilft der kalte Schenkelguss gegen Schlafstörungen und beruhigt die Nerven.

Kontraindikationen: Siehe kalter Knieguss. Akute Ischialgie (Schmerzen im Bereich des Ischiasnerv).

Anwendung: Den Wasserstrahl vom rechten, kleinen Zeh über den Fußrücken an der Außenseite der Wade entlang über das seitliche Knie bis zur Leistenbeuge führen. Dort fünf Sekunden verweilen und an der Innenseite zurück zum Fuß. Am linken Bein den Wasserstrahl genauso führen, fünf Sekunden in der Leistenbeuge verweilen. Zur Verstärkung des Reizes nach rechts und zurück nach links wechseln und das Wasser jeweils fünf Sekunden wirken lassen. Zum Schluss den Wasserstrahl an der Innenseite zur linken Ferse leiten und beide Füße erst rechts, dann links begießen. Das Wasser an den Beinen abstreifen, nicht abtrocknen, und entweder aktiv bewegen oder in einer Decke eingerollt ruhen, bis der Körper angenehm wohlig warm ist.

!

Bei Zerrungen und Prellungen im Knöchelbereich kann als erste Hilfe ein kaltes Fußbad gut lindern.

Kaltes Fußbad

Ein kaltes Fußbad erfrischt sofort müde, überhitzte, geschwollene Beine und Füße und fördert gleichzeitig die Durchblutung. Es lindert Schwellungen und Schmerzen durch Krampfadern. Wirkt bei Einschlafstörungen und als Sofortmaßnahme bei Zerrungen und Prellungen im Knöchelbereich und bei gefäßbedingten Kopfschmerzen. Nur mit warmen Füßen anwenden.

Kontraindikationen: Siehe kalter Knieguss. Verschluss der Herzkranzgefäße, extremer Bluthochdruck, akute Ischialgie.

Anwendung: Einen großen Eimer wadenhoch mit kaltem Wasser füllen. Das Fußbad im Sitzen nehmen. Zuerst das rechte, herzferne Bein dann das linke eintauchen. Nach 20 bis 60 Sekunden stellt sich als Reaktion ein Kälteschmerz ein. Jetzt sofort das Fußbad beenden und das Wasser mit den Händen von der Haut abstreifen. Die Füße selbst abtrocknen, um Fußpilz vorzubeugen. Strümpfe anziehen und durch Bewegung für Wiedererwärmung sorgen. Schuhe erst eine halbe Stunde später anziehen. Bei Einschlafstörungen das kalte Fußbad 30 Minuten vor dem Schlafengehen durchführen.

Wassertreten

Wassertreten ist eine wirksame, einfache und kostenfreie Maßnahme bei Venenleiden. Der Nachmittag und frühe Abend sind die beste Zeit dafür. Benötigt wird eine Wanne, ein tiefes Gefäß oder ähnliches, in das die Füße bequem hinein passen und welches hoch genug ist. Das Wasser muss bis über die Waden reichen. Nur mit warmen Füßen durchführen.

Wassertreten kräftigt die Venen, beugt Krampfadern vor. Es verhilft zu schönen Beinen, fördert den venösen Rückstrom und

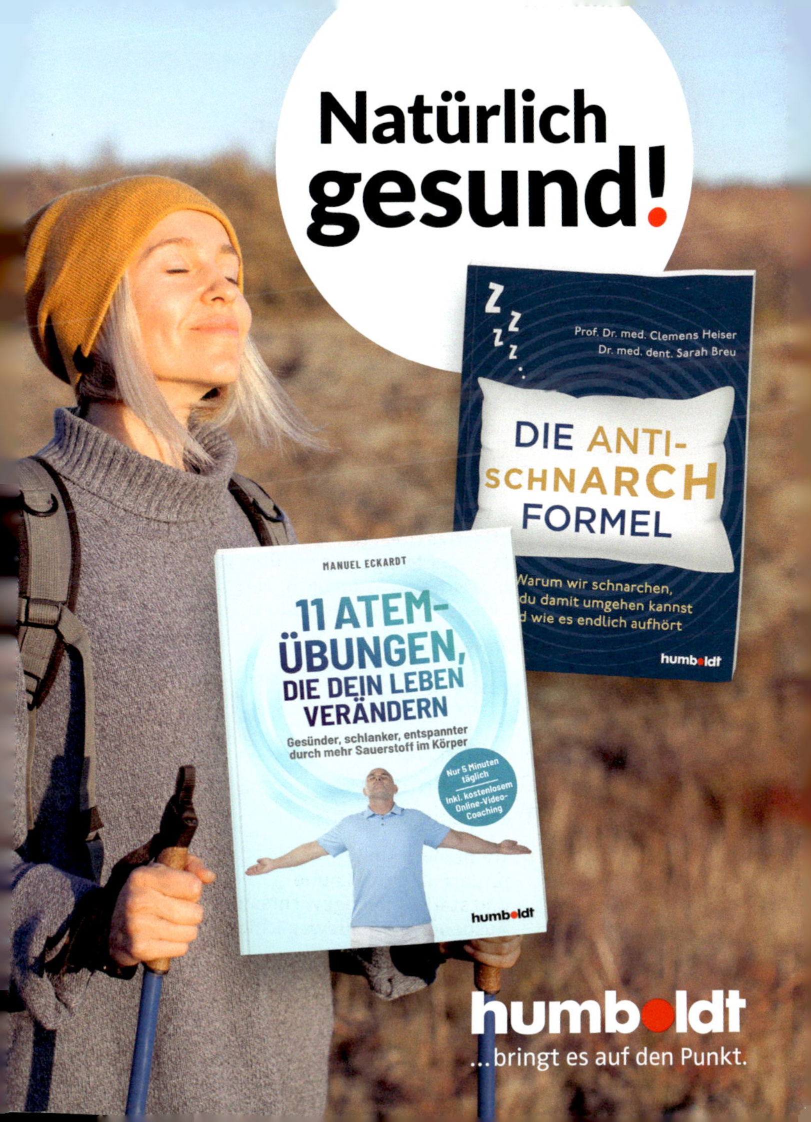

Natürlich gesund!
Prof. Dr. med. Clemens Heiser
Dr. med. dent. Sarah Breu
DIE ANTI-SCHNARCH FORMEL
Warum wir schnarchen,
du damit umgehen kannst
wie es endlich aufhört
humboldt
MANUEL ECKARDT
11 ATEMÜBUNGEN, DIE DEIN LEBEN VERÄNDERN
Gesünder, schlanker, entspannter durch mehr Sauerstoff im Körper
Nur 5 Minuten täglich
Inkl. kostenlosem Online-Video-Coaching
humboldt
humboldt
... bringt es auf den Punkt.

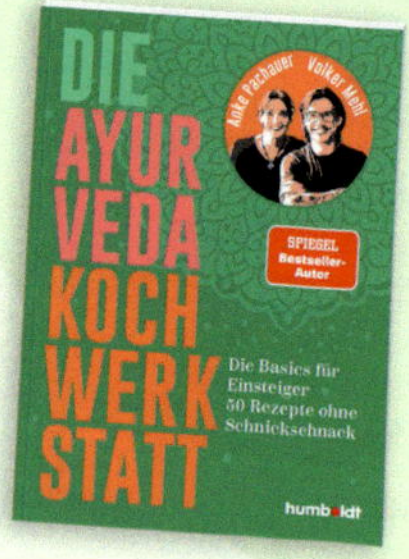

Volker Mehl · Anke Pachauer

Die Ayurveda-Kochwerkstatt

- Ayurveda für Einsteiger: einfach erklärte Basics und unkomplizierte Rezeptklassiker
- Für Fans der ayurvedischen Küche und für alle, die einen verständlichen Zugang zum Ayurveda suchen

176 Seiten, ca. 50 Abbildungen
ISBN 978-3-8426-3181-6
€ 22,00 [D] · € 22,70 [A]

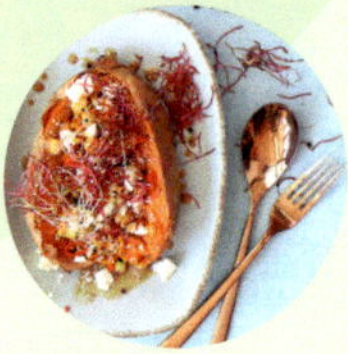

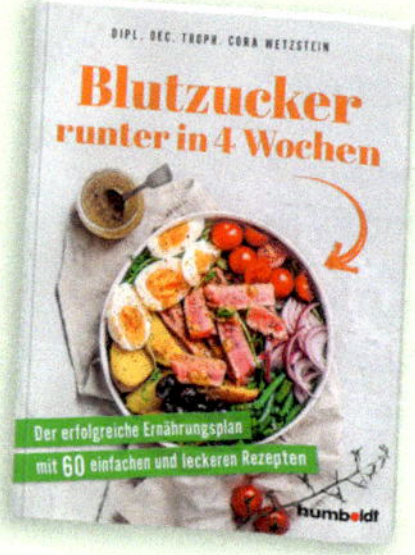

Cora Wetzstein

Blutzucker runter in 4 Wochen

- Der Ratgeber zeigt Schritt für Schritt, wie man mit Hilfe einer gesunden Ernährung seinen Blutzucker senken kann
- Praxistauglich mit Quickstarts, Lebensmittellisten und dem Konzept des idealen Tellers

176 Seiten
ISBN 978-3-8426-3184-7
€ 22,00 [D] · € 22,70 [A]

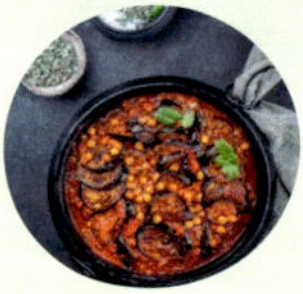

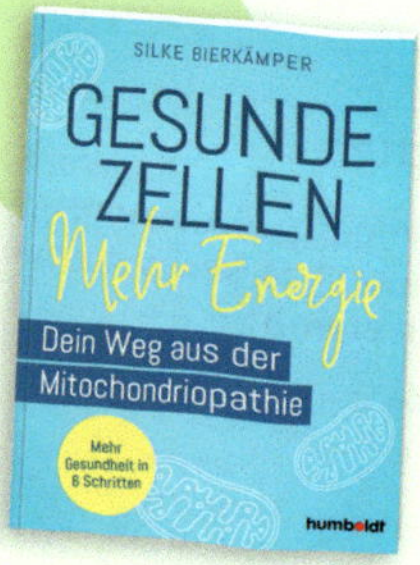

Silke Bierkämper

Gesunde Zellen – mehr Energie

- Der Ratgeber hilft bei Erschöpfung, diffusen Symptomen oder langwierigen chronischen Krankheiten
- Mit 6 einfachen Ansätzen aus den Bereichen Ernährung, Schlaf und Lebensgewohnheiten

160 Seiten
ISBN 978-3-8426-3190-8
€ 22,00 [D] · € 22,70 [A]

91530 Stand Juli 2024. Änderungen vorbehalten.

unterstützt die Atmung. Ferner regt es den Stoffwechsel an und wirkt gegen Fußschweiß, geistige Ermüdung, Kopfschmerzen und Bluthochdruck. Abends ist Wassertreten ein wirksames Schlafmittel.

Kontraindikationen: Siehe kalter Knieguss. Akute Ischialgie.

Anwendung: Die Wanne mit kaltem Wasser füllen. Zuerst mit dem rechten Fuß (herzfern) die Wanne besteigen. Dann folgt das linke Bein. Dabei lächeln, damit wir entspannt weiter atmen. Im Wasser treten wie ein Storch. So hoch treten, dass jeweils ein Fuß außerhalb des Wassers ist, sonst wäre der Reiz zu stark und der Luftreiz würde fehlen. Ungefähr ein bis zwei Minuten treten. Dabei auf das

Ein kaltes Fußbad lindert Schwellungen und Schmerzen durch Krampfadern.

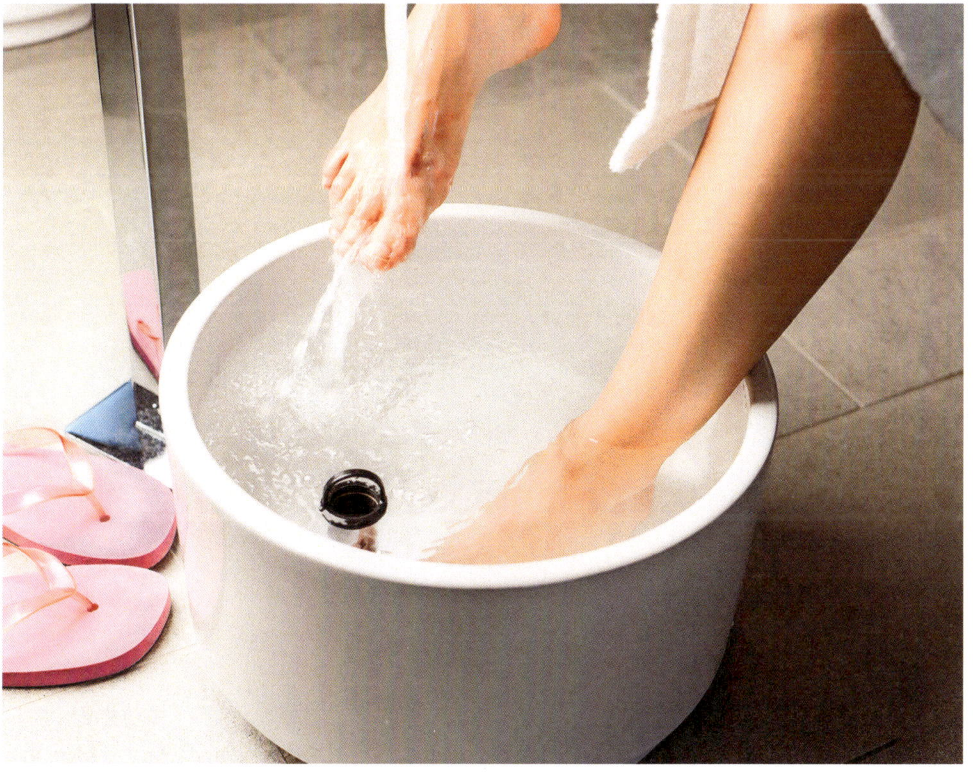

eigene Empfinden achten. Ist es angenehm? Ist es unangenehm oder zu kalt, dann die Wanne verlassen. Lieber kürzere und effektivere Reize setzen.

Nach dem Verlassen der Wanne die Beine abstreifen bis ein Wasserfilm entsteht und sofort die Strümpfe anziehen und laufen. Schuhe erst eine halbe Stunde später anziehen, weil die Muskeln in Schuhen zu wenig arbeiten. Oder die Beine in eine Decke einschlagen und zehn Minuten ruhen. Die Füße sollten innerhalb fünf bis zehn Minuten gut durchblutet und warm sein. Sollten sie kalt sein, weiter laufen, massieren und dicke Strümpfe anziehen, bis die Füße wohlig warm sind. Auch wirkt das Wassertreten gut bei kalten Füßen. Die Füße vorher mit einem warmen Fußbad gut aufwärmen.

Beinwickel

!

Beinwickel mit Lehm oder Heilerde ziehen die Hitze bei Entzündung aus den Venen heraus.

Ein Beinwickel leistet neben den kalten Güssen gute Dienste. Er leitet aus, kühlt und reinigt. Besonders bei einer oberflächlichen Venenentzündung entziehen Wickel mit Lehm, Heilerde oder Arnikatinktur Hitze und unterstützen wirkungsvoll die Heilung. Ein Beinwickel kann nach Bedarf vom Fuß bis zur Leiste gehen.

Anwendung: Ein Wadenwickel lässt sich ohne fremde Hilfe anlegen. Dafür drei Tücher aufeinander legen. Zuunterst ein Wolltuch, dem aus hygienischen Gründen ein größeres Zwischentuch folgt. Zuoberst ein 80 mal 80 Zentimeter großes Wickeltuch. Aus Lehm oder Heilerde mit kaltem Wasser einen salbenartigen Brei anrühren und ihn messerdick auf das Wickeltuch auftragen. Damit nichts an der Haut kleben bleibt, den Brei mit Mull abdecken. Möglich und durch die bessere Entgiftung wirksamer, ist das Auftragen des Breis direkt auf die Haut.

Das Bein auf den vorbereiteten Wickel legen. Erst die eine, dann die zweite Seite des Wickeltuches um die Wade einschlagen. Das Zwischentuch ebenfalls um die Wade legen und den Wickel damit befestigen. Zum Schluss ein Ende des Wolltuches faltenlos unter die Wade legen. Das zweite Ende um die Wade wickeln, wodurch der Wickel fest anliegt.

Der Wickel zieht Wärme raus und wirkt entzündungshemmend, solange der Lehm feucht und kühl ist. Um einen Wärmestau zu vermeiden, den Wickel abnehmen bevor er körperwarm wird. Das Bein feucht abwaschen und neu auflegen. Bei größeren Beinwickeln darauf achten, dass der Körper nicht auskühlt. Also gut zudecken.

Statt mit kaltem Wasser, kann der Lehmbrei mit Obstessig, Arnikatinktur oder Schwedenkräutern angerührt werden. Auch Quark ist ein Kälteträger. Allerdings wirkt er nicht so effektiv wie Lehm. Dafür verträgt die Haut den Quark besser. Den Wickel mehrmals wiederholen bis sich die Beschwerden bessern. Bei offenen Wunden nur keimfreien Lehm aus der Apotheke verwenden.

Trockene Bürstenmassage

Eine Bürstenmassage ist eine einfache Methode und kann überall angewendet werden. Sie aktiviert den Kreislauf, regt an und macht wach. Sie fördert den Blut- und Lymphfluss, verbessert die Funktion der Haut, macht sie rosig und zart. Sie kurbelt den Rückfluss des Blutes zum Herzen an und ist wirksam gegen Schwellungen, Einlagerungen von Wasser, kalte Hände und Füße. Sie stärkt das Immunsystem und Wohlbefinden.

> **!** Die Striche bei der Bürstenmassage mit leichtem Druck in Richtung Herz führen.

Kontraindikationen: Nicht bei offenen Wunden, Geschwüren, Ausschlägen, akuter Entzündung der Haut oder Venen.

Anwendung: Morgens mit einer weichen Körperbürste im Stehen von der herzfernsten Stelle aus den Körper sanft in Richtung Herz massieren, bis die Haut gut durchblutet ist. Nicht zu kräftig bürsten oder die Haut zerren. Täglich fünf bis zehn Minuten lang. Bei empfindlicher und trockener Haut bitte nur alle zwei Tage.

Mit langen Strichen an der Außen- und Rückseite des rechten Fußes beginnen. Aufwärts streichen über das Knie in Richtung

Hüfte, einschließlich rechter Po. Das gleiche auf der Innen- und Vorderseite bis zur Leiste. Dann zum linken Bein wechseln und genauso verfahren. Weiter geht es von der Außenseite der rechten Hand über den Ellenbogen bis zur Schulter. Danach von den Handflächen bis zu den Achselhöhlen. Das gleiche am linken Arm durchführen. Anschließend zuerst vom rechten, dann vom linken Schlüsselbein in Richtung Brust streichen. Den Bauch im Uhrzeigersinn massieren. Zum Schluss den Rücken – am besten mit einer Stilbürste – von der Schulter in Richtung Lendenwirbel kreisend massieren.

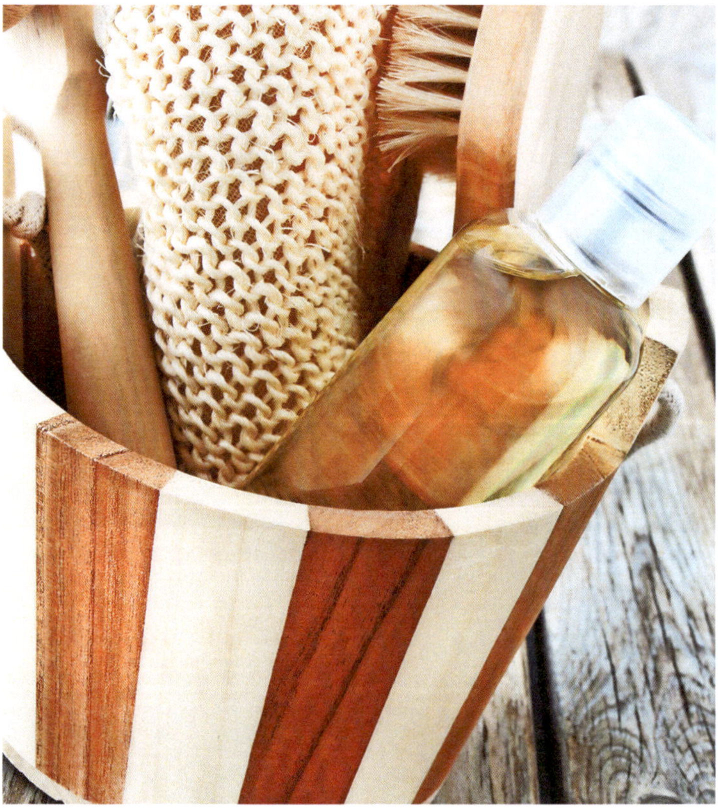

Eine Bürstenmassage kann überall angewendet werden.

3. Die heilsame Kraft des Sports

Raus in die Natur!

Sportliche Bewegung an der frischen Luft ist für jeden wichtig, denn sie fördert einen gesunden Blutfluss und einen klaren Geist.

Laufen, Wandern und Schwimmen trainieren Waden- und Beinmuskeln mit ihren Venen. Richtig und regelmäßig ausgeübt wecken Ausdauersportarten wie Schwimmen, Joggen oder Walken die Lebensfreude und haben viele gesundheitliche Vorteile für Herz-Kreislauf, Immunsystem und Stoffwechsel. Das Geheimnis des Erfolgs liegt im lockeren, entspannten und ausdauerndem Tun – und in der richtigen Anwendung. Schnell schleichen sich beim Ungeübten kleine Fehler mit großen Nebenwirkungen ein. Aus diesem Grund empfehle ich jedem, falls bisher nicht geschehen, einen persönlichen Trainer aufzusuchen. Der deckt in kurzer Zeit die Fehler auf und hilft die Techniken zu optimieren. Eine Alternative wäre ein Kurs in einer guten Sportschule. Mit einem 45- bis 60-Minuten-Training drei- bis viermal wöchentlich erzielen wir gute Erfolge und haben viel Freude an unserer Gesundheit. Um den Stoffwechsel anzuregen, ist es empfehlenswert, vor dem Training ein großes Glas warmes Wasser zu trinken. Die Auswahl der Sportart richtet sich nach den Wünschen und Interessen sowie den Angeboten vor Ort.

Joggen

Laufen ist die angeborene Form menschlicher Bewegung und lässt sich überall umsetzen. Es vitalisiert, macht Spaß und trainiert die Beine. Wichtig sind die richtigen Laufschuhe (abends kaufen) und eine angemessene Kleidung. Um das richtige Tempo zu bestimmen, kann man einfach die Atmung kontrollieren. Auf vier Schritte einmal einatmen, auf vier Schritte einmal ausatmen. Empfehlenswert für Anfänger: 30 Minuten lang jeweils zwei bis drei Minuten im Wechsel walken und joggen. Da beim Laufen das Zwei- bis Dreifache des Körpergewichts auf den Knie- und Hüftgelenken lastet, braucht es Muskeln. Deswegen zusätzlich Gesäß-, Oberschenkel- und Wadenmuskulatur trainieren. Eine wichtige Übung ist die Kniebeuge, die regelmäßig in das Lauftraining eingebaut werden sollte (siehe Seite 51).

Joggen vitalisiert, macht Spaß und trainiert die Beine.

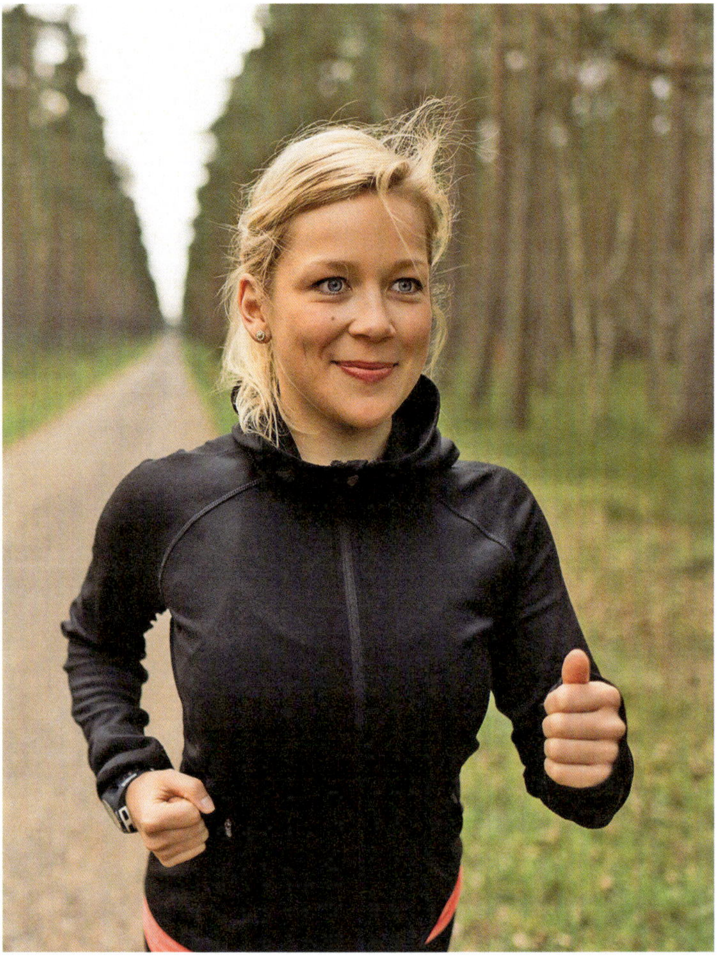

Es gibt drei wesentliche Hauptfehlerquellen:

1. Die Beine werden nicht richtig angehoben, sondern „mitgeschliffen“. Richtig: Beine anheben, Knie anheben, Füße flach auf den Vorderfuß aufsetzten und abrollen, die Hacken berühren nicht den Boden. Das schützt die Gelenke, es entsteht kein Hohlkreuz und die Beinmuskeln sind aktiv.
2. Das Führen der Arme vor dem Körper. Dabei dreht sich die Wirbelsäule mit den Armen mit und schadet den Wirbeln. Richtig: Die Arme sollten im rechten Winkel seitlich zum Oberkörper locker mitschwingen. Das ist effizient, weil die Muskeln optimal eingesetzt sind und die Wirbelsäule gerade bleibt.
3. Gebeugter Oberkörper und Kopf nach unten gerichtet. Richtig: Oberkörper und Wirbelsäule gerade halten (nicht rotieren). Kopf und Rücken sind in einer Linie. Den Blick geradeaus richten. Die Arme schwingen seitlich am Körper locker mit. Die Unterlippe hängt leicht runter, nur dann ist der ganze Körper entspannt.

Walken

Wer nicht joggen kann oder will, für den eignet sich das Walken. Dieses ausdauernde Training basiert auf der Grundtechnik des Gehens mit einem dynamischen Fußeinsatz. Im Gegensatz zum Joggen wird der Fuß flach aufgesetzt, rollt von der Ferse zum großen Zeh und stößt sich ab. Die angewinkelten Arme schwingen locker neben dem Körper mit. Der Rumpf und die Arme werden bewusst aktiviert. Die gesamte Körperbelastung ist ein gutes Training für das Herz-Kreislaufsystem. Im Vergleich zum Joggen ist Walken für Menschen geeignet, die nicht mehr so leistungsfähig oder fit sind. Diese Sportart lässt sich überall und jederzeit ausüben, baut die Beinmuskulatur auf und fördert den Blutfluss im ganzen Körper.

!

Joggen und Walken lassen sich fast überall ausüben, machen Spaß und trainieren die Beine.

Nordic Walking

Nordic Walking ist strammes Gehen mit Stöcken und fordert Kraft und Ausdauer mit hohem Energieaufwand. Die Stöcke wirken wie Trainingsgeräte. Die Ellenbogen müssen im Gegensatz zum Walken oder Joggen gestreckt bleiben. Die Arme schwingen abwechselnd nach vorne und nach hinten. Die Beinarbeit mit großem Schritt und leicht gebeugtem Knie ist sehr intensiv. Stimmt die Technik, aktiviert dieser Ausdauersport die gesamte Körpermuskulatur und beugt viele Krankheiten des Alters vor. Nordic Walking ist nicht einfach zu lernen. Wenn es nutzen statt schaden soll, ist eine fachliche Anweisung notwendig.

Nordic Walking sieht einfach aus, erfordert aber Ausdauer mit einem hohen Energieaufwand.

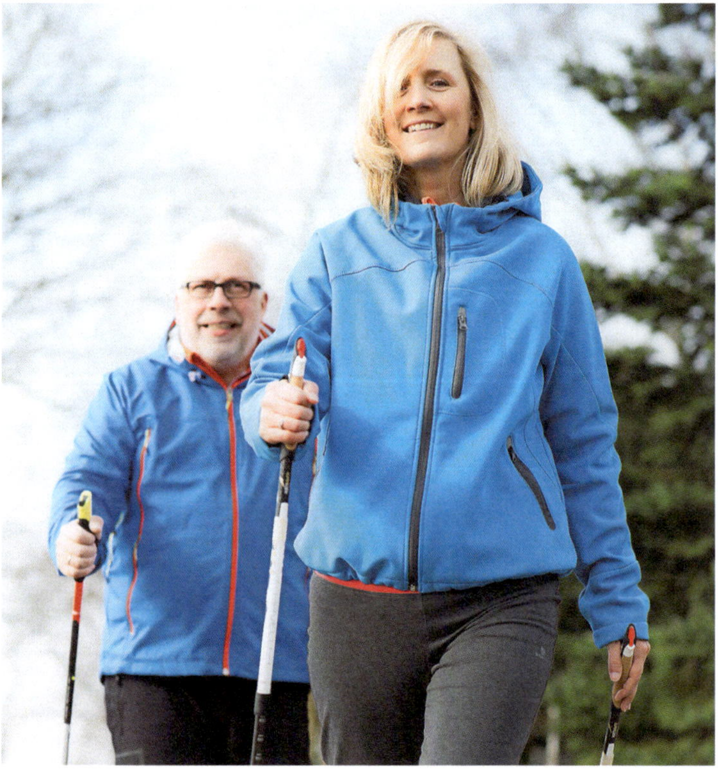

Schwimmen

Schwimmen ist eine effektive und dynamische Ausdauersportart, wenn sie richtig ausgeübt wird. Dabei wird der Transport des Blutes zum Herzen unterstützt, was Venenerkrankungen vorbeugt. Der Druck des Wassers fördert die Venenpumpe. Außerdem wirken sich die Muskelarbeit und das kühle Nass zusammenziehend auf die Venen aus.

> **!**
> Schwimmen verbessert Kraft und Ausdauer und trainiert Gefäße, Atmung und Stoffwechsel.

Brustschwimmen ist der gebräuchlichste und schwerste Schwimmstil. Kraulen ist der schnellste Stil, bei dem sich Arme und Beine im Vortrieb ständig abwechseln. Den gleichen Bewegungsablauf hat das Kraulen auf dem Rücken, wobei das Atmen leichter fällt. Bei allen drei Schwimmstilen gehören Kopfhaltung, Atmung, Beinschlag und Armzug zu den wichtigen Grundtechniken. Es schleichen sich schnell Fehler ein, beispielsweise beim Brustschwimmen, wenn der Kopf in den Nacken gelegt wird, um ihn über Wasser zu halten. Das hat schädliche und schmerzhafte Folgen für die Wirbelsäule. Oder wenn der Körper zu senkrecht im Wasser steht, bildet sich ein Hohlkreuz und verursacht Beschwerden im Bereich der Lendenwirbel. Deshalb sollten alle, die zwar über Wasser bleiben, das Schwimmen aber nicht richtig lernen konnten, ein paar Übungsstunden nehmen.

Das Training in einem mäßigen Tempo von fünf Minuten beginnen. Dann kann ein durchgängiges Schwimmen oder das Schwimmen in Intervallen erfolgen, bei dem alle 30 bis 60 Sekunden das Tempo wechselt. Beide Methoden eignen sich, um die Leistung zu steigern. Die erste verbessert die Gesundheit, die zweite fördert die Kraft. Wer ununterbrochen mehr als zehn Minuten schwimmt, erzielt gesundheitliche Vorteile für Herz-Kreislauf, Atmung und Stoffwechsel. Da das Körpergewicht fast vom Wasser getragen wird, sind Hüft- und Kniegelenke wenig belastet. Schwimmen ist aus diesem Grund perfekt für Übergewichtige.

Glückshormone selber produzieren

Sie machen uns glücklich. Wir haben und brauchen diese Hormone des Glücks für viele geistige, seelische und körperliche Prozesse. Sie regeln beispielsweise den Energiehaushalt, das Schmerzempfinden, die Körpertemperatur, den Schlaf, die Stimmung und das Einfühlungsvermögen. Ein ausgeglichener Hormonspiegel wirkt sich auf den ganzen Körper positiv aus. Denn diese Botenstoffe leiten Informationen an das Gehirn weiter, ermöglichen wichtige biochemische Prozesse und kommunizieren mit den Nervenzellen. Sie sind Grundlage für Wahrnehmung, Fühlen, Denken und Bewegung. Zu den bekanntesten Glückshormonen zählen Serotonin, Dopamin, Noradrenalin, Endorphine, Phenethylamin und Oxytocin. Sie sind eine wunderbare Einrichtung der Natur. Das Schöne ist, wir selber können ihre Produktion beeinflussen und antreiben. Wenn wir schlecht gelaunt oder nicht gut drauf sind, deutet das auf einen Mangel hin. Kritisch wird es für Menschen, die nicht oder nur unzureichend an die frische Luft gehen und sich nicht bewegen. Die Folge: Stimmungsschwankungen, Angst, Depressionen, Schlafstörungen, Gewichtszunahme, Heißhungerattacken, Reizdarm, Müdigkeit und Muskelschmerzen, um nur einige unerwünschte Nebenwirkungen zu nennen.

Wenn der Hormonspiegel zu niedrig ist, haben wir keine Lust zu gar nichts. Dadurch verschlimmert sich alles. Bewegen wir uns aber regelmäßig an der frischen Luft, atmen tief genug und essen bekömmliche Speisen, sind die Speicher mit Glückshormonen aufgefüllt. Wir fühlen uns pudelwohl. Motiviert treiben wir ausdauernd Sport, und zwar mit Spaß und Freude. Und während wir das tun, fühlen wir uns großartig und regen die Produktion von weiteren Botenstoffen an. Das bewirkt, dass wir Mut und Kraft bekommen, ausgeglichen sind, uns konzentrieren und freudvoll leben können.

Also: Schnell raus an die frische Luft und sich bewegen!

Trampolinspringen

Bei dieser schönen Trainingsart befindet sich der Körper beim Sprung nach oben in der Schwerelosigkeit. Das löst Glücksgefühle aus und trainiert sämtliche Muskeln, ohne Rücken oder Gelenke zu belasten. Es unterstützt das richtige Atmen, macht Spaß und eignet sich als beschwingende Abwechslung unabhängig vom Wetter. Schon leichtes Gehen auf dem Trampolin regt die Venenpumpe an. Durch die muskuläre Arbeit beim Auf- und Abschwingen verbessert sich der Blutfluss in den Beinen und im ganzen Körper. Das stärkt das Bindegewebe und beugt Krampfadern vor. Es empfiehlt sich, barfuß zu üben und täglich mit ein paar Minuten zu beginnen. Der Einstieg ins Schwingen ist leicht. Dafür am Anfang Fußkontakt mit der Matte halten und den Körper lockerlassen. Fachkundige Anleitung gibt es in Kursen zum Trampolinspringen.

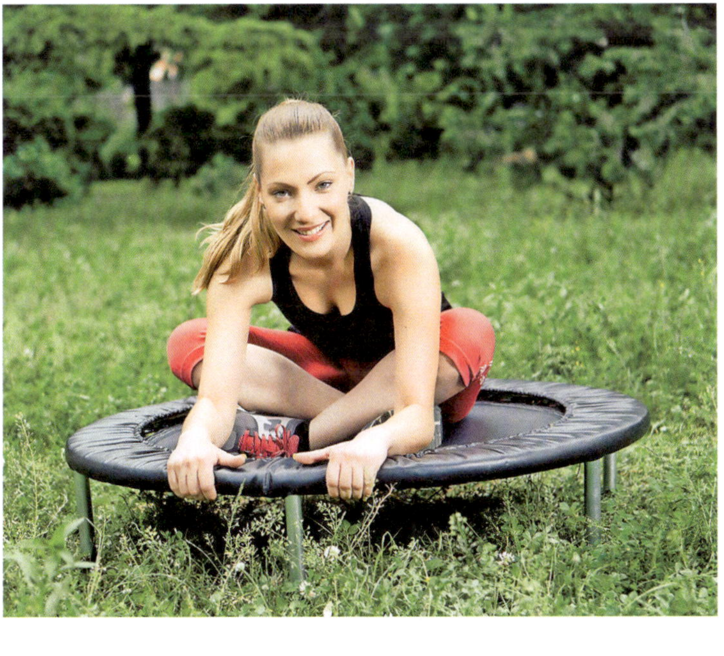

Das Springen auf dem Minitrampolin macht gute Laune, trainiert sämtliche Muskeln und schont die Gelenke.

Wichtig: Es braucht ein Trampolin mit einer Gummiseilring-Federung, die elastisches Schwingen ermöglicht. Ein Trampolin mit Stahlfedern wäre zu hart und belastet Knochen, Gelenke und Gefäße. Die Bespannung nicht zu hart wählen und die Stärke der Seilringe dem Körpergewicht anpassen.

Ungeeignete Sportarten

Nicht geeignet sind Sportarten, die viel Druck auf die Gefäße ausüben oder bei denen man sich schnell verletzen kann.

- Gewichtheben, Krafttraining und Boxen: Große Gewichte und die Pressatmung drücken stark auf die überdehnten Adern.
- Fußball und Handball: Das Unfallrisiko ist hoch. Leichte Verletzungen, Prellungen und Verstauchungen können die Venen entzünden und Thrombosen auslösen.
- Tennis oder Badminton: Der plötzliche Druck beim Abbremsen presst das Blut zurück in die Venen.
- Skispringen, Skifliegen und Slalom: Üben viel Druck auf die Beinvenen aus. Hohe Verletzungsgefahr.
- Rudern, Kanufahren und andere Sportarten, die Druck auf die Bauchmuskulatur ausüben und das Blut zurück in die Venen pressen.
- Motorsportarten mit Auto oder Motorrad erfordern langes, unbewegliches Sitzen. Die abgeknickten und angewinkelten Beine behindern den Rückfluss des Blutes.

Kraftübungen für Gesäß- und Beinmuskeln

Spezielle Kraftübungen für Gesäß- und Beinmuskeln können die Muskelpumpen der Venen aktivieren und trainieren, Beschwerden vorbeugen und bereits geschwollene Beine entstauen sowie Blutgerinnseln vorbeugen. Optimal sind 30 Minuten Venengymnastik täglich. Aber auch ein paar Minuten zwischendurch im Büro bringen schon viel. Am besten trainiert man barfuß oder mit dicken Socken, um die Fußmuskelpumpe zu aktivieren.

Wenn nicht weiter angegeben, wiederholen Sie jede Übung zweimal täglich oder immer wieder zwischendurch. Dabei Lächeln und gleichmäßig weiter atmen. Nicht die Luft anhalten.

Kniebeugen

Die Füße parallel und schulterbreit aufstellen. Fußspitzen leicht nach außen. Die Arme nach vorne ausstrecken, um den Rücken zu stabilisieren. In die Hocke gehen bis die Knie im rechten Winkel sind. Wichtig beim Heruntergehen: Die Kniespitzen auf Höhe der Fußspitzen bringen. Das Gewicht bewusst auf die Fersen legen, damit nicht nur die Oberschenkel, sondern auch das Gesäß trainiert werden. Beim Beugen ein- und beim Strecken ausatmen. Nicht die Atmung anhalten, sonst entsteht ein Druck, der das Blut in die Venen presst. Kniebeugen stabilisieren und unterstützen zusätzlich die Kniegelenke.

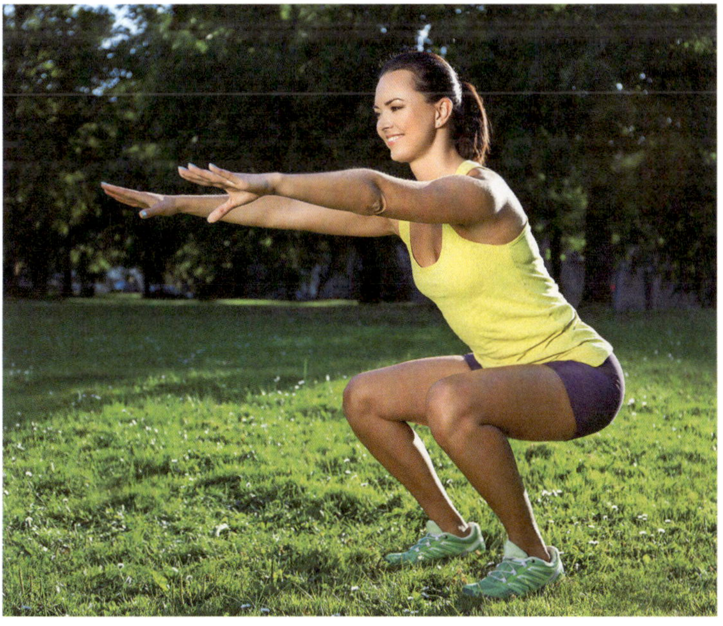

Kniebeugen sind ein zeitloser Klassiker. Sie sind wirksam, stärken Beine sowie den ganzen Körper und lassen sich gut zwischendurch ausführen.

!

Einfache Kraftübungen bauen die Beinmuskulatur auf, stärken die Venen und fördern den Blutfluss.

Fersenheber
Schulterbreit stehen. Die Fersen abwechselnd heben und senken. Wer es etwas intensiver möchte, stellt sich für die Übung mit den Vorderfüßen auf eine Treppenstufe. Kräftigt die Wadenmuskeln und Sprunggelenke.

Fersengang
Gehen auf der Ferse ohne den Vorderfuß abzusetzen. Für Schienbeine und Sprunggelenke.

Zehenheber
Die Fußspitzen anheben, nach oben ziehen, Muskulatur anspannen und wieder absenken. Stärkt Waden-, Schienbeinmuskeln und Sprunggelenke.

Zehengang
Gehen auf dem Vorderfuß oder auf den Zehenspitzen. Für Wadenmuskulatur und Sprunggelenke.

Oberschenkel
Im Sitzen auf einem Stuhl das Bein ausstrecken, die Fußspitzen in Richtung Körper ziehen und halten. Erst das linke, anschließend das rechte Bein. Dann beide gleichzeitig. Kräftigt Oberschenkel, Hüften und Unterschenkel.

4. Venenfreundlich stehen, sitzen, liegen und laufen

Viele Menschen bewegen sich im Alltag zu wenig. Das betrifft das Freizeitverhalten, aber auch viele Berufe, die langes Sitzen oder Stehen erfordern oder bei denen schwer gehoben werden muss. Geschwollene Beine, Besenreiser und Krampfadern können die Folgen sein. Ein gut aufgeklärter, bewusster und aktiver Patient weiß, was für ihn von Vorteil ist und kann seine Venen auch im Alltag fit und gesund halten.

Empfehlungen für den Alltag

Trotz Kompressionsstrumpf bewegen

Bei richtig erlernter und durchgeführter Verbandstechnik kann der Kompressionsverband oder Kompressionsstrumpf nicht drücken. Dann gibt es nur die Situation, dass der Patient durch Bewegungsmangel kein oder zu wenig Blut aus dem Verband weggepumpt. Der Kompressionsverband ist ein Behälter und hilft nicht, von selber das Blut abzupumpen. Dafür muss der Patient in kurzen Abständen seine Füße in den Sprunggelenken bewegen und regelmäßig seine Wadenmuskeln dehnen. Für effektive Übungen der Sprunggelenke muss der Patient immer auf den Füßen stehen und mit seinem Gewicht arbeiten. Mit regelmäßiger Belastung der Beine kann er verhindern, dass tagsüber die Beine anschwellen. Egal ob mit oder ohne Kompression.

> **!** Kompressionsstrümpfe und -verbände helfen nicht, von selber das Blut aus den Beinen abzupumpen!

Nachts Beine nicht höher legen

Nachts die Beine höher zu legen ist nicht gut fürs Herz. Das Blut überschwemmt das Herz durch plötzlichen Rückfluss aus den Beinen. Tagsüber leiden die Beine, nachts das Herz, die Nieren und der Schlaf. Dadurch können Störungen des Herzrhythmus und eine Erweiterung der Herzkammern entstehen, ohne dass eine Durchblutungsstörung der Herzkranzgefäße vorliegt. Hochgelegte Füße lindern zwar kurzfristig die Schwellung, aber die Muskelpumpe arbeitet dabei nicht. Dadurch treten nach stundenlangem Sitzen mit ausgestreckten Füßen nachts Wadenkrämpfe auf. Das liegt daran, dass sich im Liegen die Druckverhältnisse im Bein ändern. Besser tagsüber mit viel Bewegung dafür Sorge tragen, dass die Beine nicht anschwellen!

Aktiv sitzen, liegen und stehen

Im Alltag schleichen sich häufig Haltungsfehler ein, die Venenprobleme verstärken können. Doch wer sie sich bewusst macht, kann sie leicht vermeiden.

Aktiv liegen: Generell ist es empfehlenswert, die Beine immer mal wieder hochzulegen. Beim langen Liegen auf dem Sofa fallen die Fußspitzen jedoch oft passiv nach vorne, wobei sich die Wadenmuskeln verkürzen. Wadenmuskeln und Venenpumpe sind schlaff und arbeiten nicht mit. Im ersten Moment mag sich ein entspanntes Gefühl einstellen. Aber es sind neue Überschwemmungsgebiete entstanden beziehungsweise haben sich umverteilt. Durch die Überflutung in den verkürzten Muskeln und den langsamen venösen Blutfluss herrscht Thrombosegefahr. Insbesondere beim Aufstehen, weil die mit dem Blut gefüllten, verkürzten Muskeln reißen. Also besser immer mal wieder die Füße bewegen, zum Beispiel die Zehen zum Körper ziehen, um die Waden zu dehnen.

Aktiv sitzen: Beim passiven Sitzen auf einem Stuhl, Sessel oder Sofa sind die Muskeln der Beine und Unterschenkel schlaff. Weder die Muskeln noch die Venenpumpe arbeiten. Passiv sitzen heißt den Oberkörper nach hinten lehnen und Beine oder Füße ausstrecken. Je niedriger das Sitzmöbel, desto ausgeprägter die Problematik, die genauso besteht, wenn die Beine beim Sitzen in der Luft hängen oder baumeln. Auch hier gilt: Nicht so lange sitzen und immer wieder die Füße bewegen oder aufstehen.

Aktiv stehen: Beim Stehen nach hinten durchdrückte Beine und Knie bewirkt eine stillgelegte Muskelpumpe. Die Last liegt auf der Kniegelenkkapsel, die die überstreckten und eingerasteten Beine hält. Die Beine üben in dieser durchgedrückten Position keine Kraft aus.

Übungshilfen fürs Sitzen und Stehen

Frauen, die einen erhöhten Absatz ausgleichen möchten, können nach Tragen der Schuhe eine ergonomische Stehhilfe verwenden, zum Beispiel die Stehhilfe STRITT. Damit werden die Fersen durch das eigene Gewicht auf den Boden gedrückt, um eine Dehnung der Wadenmuskulatur zu erreichen.

Es ist sinnvoll, Sitzhilfen zu benutzen, etwa einen wackeligen Sitz, bei dem die Füße in Bewegung sein müssen, um Stabilität zu bekommen. Oder solche, bei denen der Oberkörper nicht nach hinten fallen kann und die Füße sich nicht ausstrecken lassen.

Entweder stehen diese Menschen mit beiden nach hinten gewölbten Beinen und müssen sich abstützen. Oder sie stehen auf einem eingerasteten und schief gestellten Becken, das zweite Bein angewinkelt und entspannt. In beiden Fällen ist die Muskelpumpe blockiert und außer Kraft. In dieser Haltung drücken die Oberschenkelknochen – durch die nach außen gewölbte Stellung – die Venen in den Kniekehlen sowie alle anderen Blut- und Energiewege ab. Mit einer Phlebografie – einem radiologischen Verfahren – lässt sich nachweisen, dass der venöse Abfluss in den Kniekehlen gesperrt ist und die Hüftvenen diese Aufgabe überbrücken müssen.

Ein Mensch mit schwachen Beinen muss sich mit den Händen, Hüften und Schultern an einer Wand oder ähnlichem abstützen. Daran schon erkennt der aufmerksame und erfahrene Therapeut mit seinem diagnostischen Blick geschwollene Knöchel trotz langer Hosen. Stehen mit durchgestreckten Beinen fördert nicht den venösen Abfluss.

!

Fehlhaltungen schwächen die Beine, blockieren die Muskelpumpe und fördern Krampfadern.

Besser flache Schuhe: Regelmäßiges Tragen von hohen Absätzen – auch von Gesundheitsschuhen mit keilförmigen Absätzen ab vier Zentimetern Höhe – führt zu verkürzten Wadenmuskeln. Die Arbeit der Venenpumpe in der geschrumpften

Muskulatur der Unterschenkel ist eingeschränkt. Oft löst das bei diesen Menschen einen Schwindel beim Laufen und Stehen mit flachen Schuhen oder barfuß aus. Werden Kompressionsstrümpfe getragen, sind sie besser erst vor dem Schlafengehen auszuziehen.

Sinnvoll: den Blutfluss messen
Das natürliche Anheben der Zehen fördert den Rückfluss des Blutes zum Herzen hin. Wie wichtig das Bewegen und Anheben der Zehen für den Blutrückfluss ist, beweist folgende Messung mit Ultraschall am stehenden Patienten: Beim Heben der Zehen fließt das Blut in Richtung Herz (orthograd). Bei einer Varikose entsteht beim Entspannen der Zehen ein Rückfluss. Das heißt, dass die defekten Venenklappen das Blut aufgrund der Schwerkraft in die falsche Richtung fließen lassen (retrograd). Im Gegensatz dazu schließen bei gesunden Venen die Klappen und lassen keinen Rückfluss zu.

Auf den Punkt gebracht: Gut und schlecht für die Venen

Diese Maßnahmen bringen leider nichts:

- Auf dem Rücken liegen und Beine hochstrecken, weil dabei die Muskelkraft verloren geht.
- Dasselbe gilt für Füße kreisen im Sitzen oder liegend.
- Beim Fahrradfahren fallen schwache Wadenmuskeln nicht auf. Deshalb eignet sich Fahrradfahren nicht als Sportart für Venenkranke. Außerdem kann ein zu schmaler oder zu harter Sattel Durchblutungsstörungen mit Taubheitsgefühl im Genitalbereich auslösen. Die Last des Körpergewichtes drückt die führenden Blutgefäße zum Beckenboden ab. Deshalb wäre ein ergonomisch geformter und breiter Sattel deutlich besser. Auch ein häufiges Wechseln zwischen sitzendem und stehendem Fahren ist empfehlenswert. Ein strammes Gehen ist dem Fahrradfahren deutlich überlegen und deshalb vorzuziehen.

- Morgendliches Üben ist gut für steife Gelenke. Krampfadern aber fordern tagsüber ein regelmäßiges Üben in kurzen Intervallen, damit die Knöchel abends schlank sind.
- Langsames Spazierengehen auf einer asphaltieren Straße oder ein Schaufensterbummel. Viel wirksamer ist das Aufstehen aus der Hocke und dabei das Körpergewicht senkrecht – entgegen der Schwerkraft – anheben.
- Wassergymnastik, weil die Schwerkraft aufgehoben ist.

Das sollten Sie unbedingt beachten und tun:
- Die Beweglichkeit und Belastung im Sprunggelenk aufbauen, die Muskelpumpe trainieren (Reiterübung, siehe Seite 127).
- Das eigene Gewicht entgegen der Schwerkraft mehrmals in der Stunde senkrecht auf und ab bewegen (Kniebeugen oder in die Hocke gehen und wieder hochkommen, siehe Seite 58).

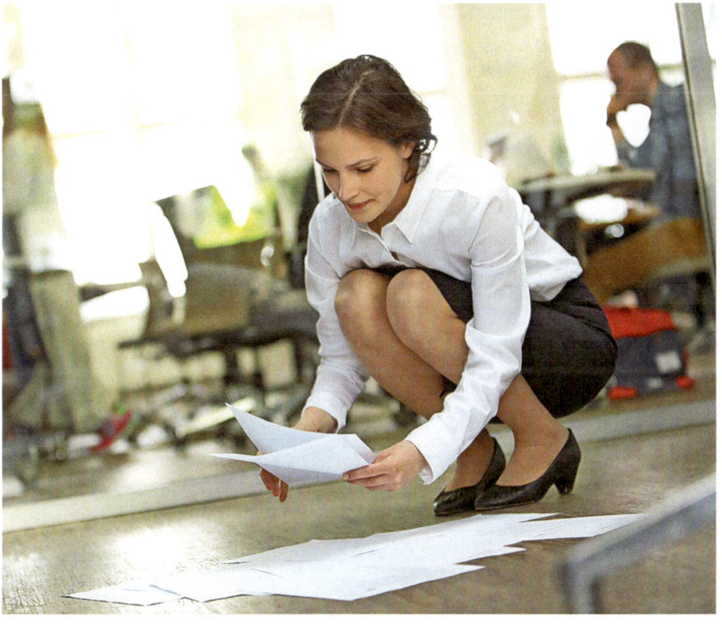

Auch im Alltag bieten sich Gelegenheiten, in die Hocke zu gehen.

- Alle paar Minuten im Stehen die Sprunggelenke und Knie wippen. Bewusst das Gewicht von einem Bein auf das andere verlagern. Die Knie unter Belastung beugen. Die Zehen im Schuh beugen und strecken (Kniekreisen, Schüttelübung, Zehenheber, Zehengang, Fersenheber, Fersengang, siehe Seiten 52 u. 127).
- Beim Sitzen auf der Vorderkante des Stuhls die Beine belasten. Dafür die Füße im rechten Winkel unterhalb des Körpers stellen und das Gesäß nur abstützen. So ist es möglich, jederzeit mit Schwung aufzustehen. Die Füße im Sprunggelenk nach oben beugen und immer mit der Kraft der Beine aufstehen.
- Regelmäßig in die Hocke gehen und aus der Hocke aufstehen. Dabei die Füße flach auf dem Boden stellen. Wenn das auf Anhieb nicht klappt, mit bequemer Kleidung üben. Kinder hocken so: Einfach nachmachen!
- Wadenmuskeln aufbauen und dehnen. Dafür mit den Vorderfüßen auf eine Stufe steigen und die Fersen abwechselnd heben und senken (Fersenheber, Reiterübung, siehe Seiten 52 u. 127).
- Bei sitzenden Arbeiten oft aufstehen, umhergehen und ein paar Übungen ausführen (Schüttelübung, Meridiane klopfen, Qi und Blut aktivieren, Qi und Blut zirkulieren, siehe Seite 122 ff.).
- Kraft in Oberschenkeln und Rücken aufbauen (Reiterübung, Kniebeugen, siehe Seiten 51 u. 127).
- Mit angemessenem Schuhwerk viel zu Fuß gehen. Darauf achten, dass Beine, Knie und Sprunggelenke beim Gehen locker sind und federn.
- Zuhause ausschließlich barfuß oder in Socken laufen. Auch wenn es anfangs fremd erscheint, bei jeder sich bietenden Gelegenheit die Schuhe ausziehen. Die Füße, der gesamte Bewegungsapparat, alle Blut- und Energiebahnen danken es uns. Barfußlaufen beugt Fußdeformationen vor, stimuliert die Fußreflexzonen, verbindet uns mit der Erde und fördert die Selbstheilungskräfte.

- Sich angewöhnen, bei jeder Gelegenheit Beine und Füße zu massieren (siehe Seiten 70 u. 115 ff.).
- Im Alltag keine einschnürenden Kleidungsstücke, engen Hosen, Wäsche oder Strümpfe mit festen Gummis tragen. Sie fördern den Blutstau. Nur Schuhe anziehen, die weit genug sind und in der Länge ausreichend Abrollzugabe haben, damit der Fuß beim Abrollen nicht an der Schuhspitze anstößt.

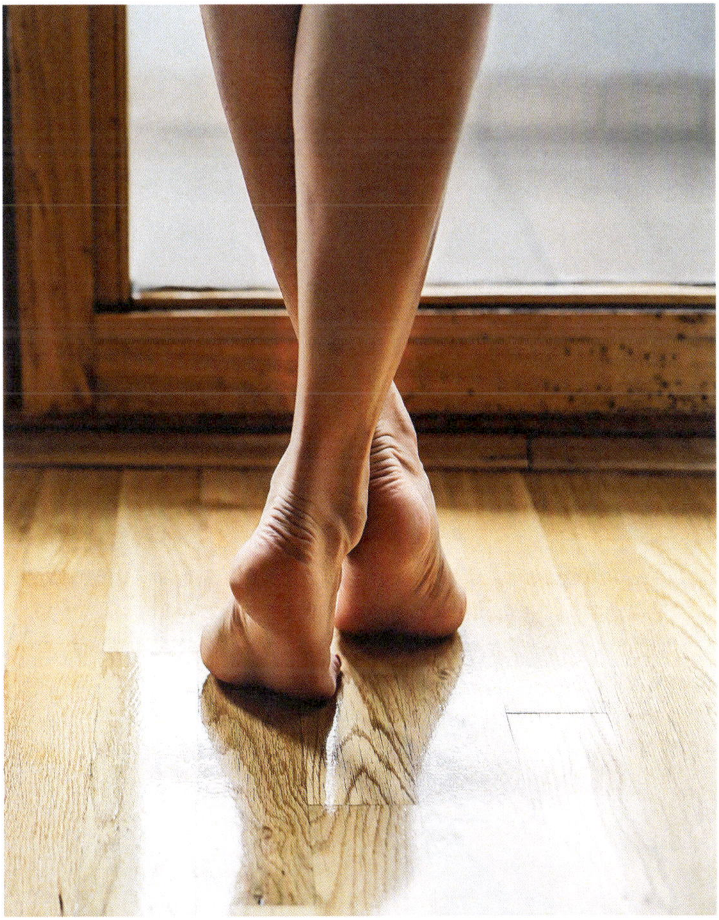

Laufen Sie zuhause ausschließlich barfuß oder im Winter mit Socken.

WESTLICHE ERFAHRUNGSMEDIZIN FÜR GESUNDE VENEN

Die Biochemie, Homöopathie und Kräuterheilkunde sind traditionell bewährte, natürliche und schonende Naturheilverfahren. Angewendet werden sie bei alltäglichen chronischen und akuten Krankheiten. Genau wie die chinesische Medizin, sehen sie den Menschen als Teil der Natur. Beim Erkennen von Krankheitsursachen und bei der Auswahl der Arzneien beziehen sie Körper, Geist und Seele mit ein. Sie setzen Reize, die darauf abzielen, die Selbstheilungskräfte zu aktivieren.

5. Homöopathie und Schüßler-Salze

Homöopathie aktiviert die Heilkräfte

Die Heilmittel der Homöopathie setzen Reize und aktivieren die Heilkräfte. Ihre Substanzen sind pflanzlichen, tierischen oder mineralischen Ursprungs. Nebenwirkungen sind bei sachgemäßer Anwendung nicht zu erwarten. Die Homöopathie erfreut sich großer Beliebtheit und ist für viele informierte, eigenverantwortliche Anhänger zur Volksmedizin geworden.

Der Arzt und Wissenschaftler Samuel Hahnemann (1755–1843) entwickelte das Verfahren nach dem Prinzip „Ähnliches mit Ähnlichem“ zu heilen. Dieses Prinzip wendeten schon Hippokrates in der Antike und Paracelsus im Mittelalter an. Aber erst Hahnemann prägte den Begriff der Homöopathie. Er arbeitete ein Heilsystem aus, bei dem nicht die materielle Substanz heilt, sondern ihre energetische Schwingung.

Deshalb hielt Hahnemann mit dem Potenzieren die Menge des Wirkstoffs so gering, dass sie die Symptome beim Kranken verbesserten und nicht verstärkten. Dieses Wissen hat er zu Beginn auch in Selbstversuchen entwickelt. Schnell sorgte er jedoch für andere Prüfer seiner Arzneien. Dabei hat er zwei wichtige Dinge ausgearbeitet: Die genaue Kenntnis aller Wirkungen der Substanzen sowie ein sorgfältiges Analysieren und Feststellen sämtlicher Symptome des Kranken. Heutzutage gibt es Tausende homöopathische Arzneien, da Homöopathen seit 200 Jahren immer wieder neue Substanzen prüfen, um den Arzneischatz zu erweitern. Aus diesen Gründen ist die Homöopathie zur Selbstbehandlung nur eingeschränkt geeignet und kurzfristig sinnvoll.

!

Durch Verdünnen der Arznei kommt die heilende Kraft zum Tragen.

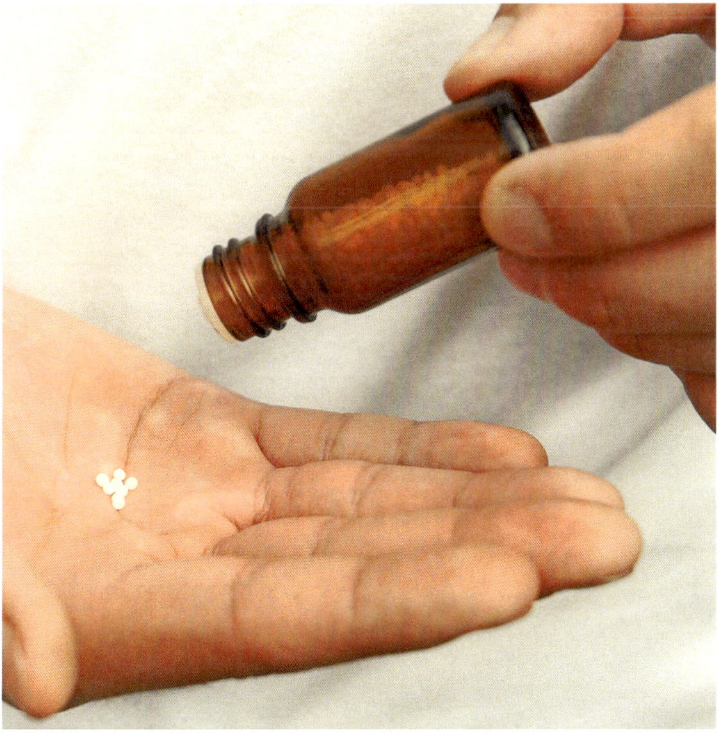

Globuli, auch Streukügelchen genannt, sind die beliebteste Darreichungsform homöopathischer Arzneimittel.

!

Homöopathie ist eine Heilkunst, die viel Grundwissen und Erfahrung fordert. D-Potenzen eignen sich zur kurzfristigen Selbstbehandlung.

Das richtige Mittel finden

Die Aufgabe des fachkundigen Homöopathen ist es, unter den vielen Mitteln das richtige für den Patienten herauszufinden. Dafür muss er die Krankengeschichte sorgfältig erheben. Der Patient bekommt das Arzneimittel verschrieben, dessen Bild seiner Symptomatik und damit dem Krankheitsbild am nächsten ist.

Bei Krampfadern sind die untenstehend aufgelisteten homöopathischen Arzneimittel therapiebegleitend zu empfehlen. Sie wirken anders als schulmedizinische Medikamente oder chinesische Heilkräuter, eine Beeinträchtigung der Wirkung bei gleichzeitiger Anwendung chinesischer Kräutertees oder Schüßler-Salzen ist nicht zu erwarten. Zur Selbstbehandlung eignen sich die niedrigen D-Potenzen. Sie erzeugen kaum oder nur wenig eine Erstverschlimmerung, die bei höheren Potenzen eher auftreten kann. Die Verordnung hoher C- oder LM-Potenzen bleibt fachkundigen homöopathischen Therapeuten vorbehalten. Bitte die folgenden Anweisungen zur Arznei, Potenz und Einnahme beachten.

Dosierung und Einnahme: Das Mittel heraussuchen, das am ehesten mit den eigenen Beschwerden übereinstimmt. Sobald Linderung eintritt, die Dosis auf die Hälfte reduzieren. Statt dreimal täglich eine Tablette nur noch einmal täglich zwei oder zweimal täglich eine Tablette. Nicht länger als drei Wochen einnehmen. Auch wenn keine Besserung eintritt: absetzen und therapeutischen Rat aufsuchen. Nebenwirkungen sind bei genauer Anwendung nicht zu befürchten.

Bei D6 Mitteln dreimal täglich eine Tablette (1 Tabl. = 5 Tropf. = 5 Glob.) und D12 Mitteln zweimal täglich eine Tablette langsam im Mund zergehen lassen, eine halbe Stunde vor oder nach dem Essen einnehmen.

Aesculus hippocastanum D6 (Rosskastanie): Venenschwäche, Hämorrhoiden, Schwangerschaft, mangelnde Bewegung.

Symptome: Schwere und gespannte Beine mit Krampfadern, Kreuz- und Rückenschmerzen mit Schweregefühl (durch langes Stehen oder Sitzen), bei beginnenden Krampfadern. Wird bei Kühle und frischer Luft besser.

Arnica D6/D12 (Bergwohlverleih): Verletzungen jeder Art durch Stoß, Schlag, Sturz, Erkrankungen der Blutgefäße, Herz-Kreislaufbeschwerden, rheumatische Schmerzen und Hautausschläge.

Symptome: Blaurot gestauter schmerzhafter Venenstrang. Ruhe bessert. Ausgeprägtes Krampfaderleiden mit Neigung zu offenen Beinen, Durchblutungsstörungen, Unruhe und oft mit hohem Blutdruck.

Calcium fluoratum D12 (Calciumfluorid): Krankheiten an Haut, Nägeln, Haaren, Zähnen, Knochen, Schilddrüsenfehlfunktion.

Symptome: Operation und Verletzungen nach Venenstripping, schwere und heiße Beine mit Schwellungen, Entzündungen. Feucht-heißes Wetter verschlechtert, Wärme bessert. Zahnfleischentzündung, Nagelprobleme, Haarausfall. Kräftigt das Bindegewebe, heilt Narben und Knochen.

Cardus marianus D6 (Mariendistel): Verdauungsapparat (Leber und Gallenblase), Venenschwäche, chronische Hautausschläge.

Symptome: Geschwollene und angespannte Beine, Juckreiz mit trockener Haut, schlecht heilende Wunden, Verdauungsbeschwerden, entgiftet die Leber und Gallenblase.

Hamamelis D6/D12 (Zaubernuss): Venenleiden, Hautverletzungen, gestaute Venen mit Wasser im Knöchelbereich, Schwangerschaft

Symptome: Dunkelblaue Krampfadern, Venenentzündung, Hämorrhoiden, Muskelschmerzen, Verschlechterung durch Druck oder Erschütterung.

Lachesis D12 (Gift der Buschmeisterschlange): Schwache Venen mit Neigung zur Entzündung, hormonelle Störungen, Wechselbeschwerden.

Symptome: Dunkelblau bis dunkelrote Venen- und Krampfaderfärbung, Entzündungen. Kalte Anwendungen lindern. Einschnürende Kleidungsstücke werden nicht vertragen. Schweißausbrüche. Sehr emotional und redselig.

!

Während der Einnahme von Homöopathika Stoffe wie Koffein meiden, da sie die Wirkung herabsetzen könnten.

Pulsatilla D12 (Wiesenküchenschelle): Venenschwäche, hormonelle Störungen, Schwangerschaft.
Symptome: Venen gestaut, Beine geschwollen, Krampfadern mit Entzündungsneigung, launisch, weinerlich, seelische Belastungen, Hormonstörung, Abwehrschwäche, Hautausschläge, Schleimabsonderung. Frische Luft bessert.

Sabdariffa D6 (Malve, Hibiskus): Venenleiden, Lymphstau auch nach Operationen, Bindegewebsschwäche.
Symptome: Geschwollene Beine mit Schwere- und Spannungsgefühl, gestaute Venen. Wird bei Bewegung besser. Neigt zu dicken Knöcheln und Lymphstau. Sitzen und Stehen verschlechtert. Bewegung bessert.

Sepia D12 (Tinte des Tintenfisches): Bindegewebsschwäche mit Venenleiden, Leberleiden, Wechselbeschwerden.
Symptome: Gestaute Venen mit kalt-schweißigen Füßen, Neigung zu offenen Beinen. Körperliche Bewegung lindert. Oft Unterleibssenkungen oder Blasenentzündungen. Erschöpft, gleichgültig und distanziert zu nahestehenden Personen.

Silicea D12 (Kieselsäure): Entzündliche Prozesse an Haut und Bewegungsapparat, Krankheiten an Atemwegen, Magen und Darm.
Symptome: Abklingende Entzündungen nach Operation, Narben, Venenstripping. Gewebe ist berührungsempfindlich. Entzündungen klingen schlecht ab. Narben schmerzen. Bei Kälte schlechter. Neigung zu Fußpilzen, kalte Schweißfüße, rissige Haut. Neigung zu Erkältung und Entzündung, Leistungsschwäche.

Schüßler-Salze unterstützen die Arbeit unserer Zellen

Die Schüßler-Salze werden zu den homöopathischen Arzneien gezählt, dürfen jedoch nicht mit der klassischen Homöopathie verwechselt werden. Dr. Wilhelm Schüßler (1821–1891) studierte zuerst die klassische Homöopathie und entwickelte dann die Biochemie der Schüßler-Salze, nachdem Dr. Virchow die Zelle als kleinste funktionierende Einheit identifiziert hatte. Den Autodidakten Schüßler hat diese Erkenntnis stark beeindruckt und er folgerte scharfsinnig, dass in den chemischen Abläufen der Zellen der Schlüssel für viele Krankheiten liegt. Er fand heraus, dass verschiedene Mineralsalze die Zellen ernähren und entdeckte zwölf Mineralsalze, die er als biochemische Mittel bezeichnete. Jedem Mittel schrieb er besondere Eigenschaften und Wirkungen zu. Seine Ideen breiteten sich in Deutschland schnell aus und wurden zur Volksheilkunde. Bis heute bleibt dieser Methode diese Stellung erhalten.

Erkrankungen gehen für Schüßler mit einer Veränderung der Zellmembranfunktion einher, das Elektrolytgleichgewicht verändert sich. Die homöopathischen Salze regenerieren und regulieren die Zellmembranen. Hinzu kommen noch die feinstofflichen Schwingungen der Mineralstoffe, die in den Zellen lebensnotwendig sind.

Die Biochemie erfasst den Menschen in seiner Ganzheit. Jeder Mensch ist individuell und reagiert anders. Deshalb ist es ratsam, Symptome und Befunde aufmerksam zu beobachten. Schüßler-Salze erfüllen folgende Aufgaben: Sie ernähren die Zellen, sorgen dafür, dass diese richtig arbeiten und setzen so Heilungsimpulse.

Schüßler-Salze unterstützen die Zellen unseres Körpers dabei, Nährstoffe aus der Ernährung besser aufzunehmen und zu verwerten, um den täglichen Bedarf an Mineralstoffen zu decken. Unter diesem Gesichtspunkt angewendet, eignen sie sich zur Selbstbehandlung. Bei akuten oder chronischen Krankheiten ist fachkundiger therapeutischer Rat gefragt.

> !
>
> Die Biochemie beschreibt chemische Abläufe und Vorgänge in Lebewesen. Die medizinische Wissenschaft verdankt ihr die größten Fortschritte im Heilwesen.

Das richtige Mittel finden

Bei Venenleiden, Bindegewebsschwäche und Krampfaderleiden bieten sich – im Wechsel eingenommen – untenstehend aufgelistete Salze an. Auch bei hartnäckigen Ekzemen der Unterschenkel und offenen Beingeschwüren können sie eine unterstützend positive Wirkung zeigen, wenn die Ursachen Durchblutungsstörungen und Blutstau sind.

Nr. 1 Calcium fluoratum D12 (Kalziumfluorid) im täglichen Wechsel mit

Nr. 11 Silicea D12 (Siliziumdioxid) dreimal täglich einnehmen.

Nr. 8 Natrium muriaticum (Natriumchlorid, Kochsalz) D6 im stündlichen Wechsel mit

Nr. 10 Natrium sulfuricum D6 bei nässendem Unterschenkelekzem. Jedoch nicht länger als zwölf Mal in zwölf Stunden einnehmen.

Dosierung und Einnahme: Die Schüßler-Salze werden bei chronischen Leiden immer als Kur angewendet, die über einen längeren Zeitraum verläuft. Bei Venenleiden ist eine Zeitspanne von maximal drei Monaten nicht zu überschreiten. Haben sich die Beschwerden in diesem Zeitraum nicht deutlich gebessert, so sollte die Einnahme beendet werden. Ist eine deutliche Besserung eingetreten, kann die Einnahme der Salze nach Rücksprache mit einem fachkundigen Therapeuten eventuell fortgesetzt werden.

Über die Mundschleimhaut werden die Salze aufgenommen. Darum sollten Patienten sie einfach auf der Zunge zergehen lassen. Ein Abstand von mindestens einer halben Stunde zwischen Nahrung und Tabletteneinnahme muss eingehalten werden. Eine Broteinheit (BE) ist in 48 Tabletten enthalten. Außerdem ist die Trägersubstanz für die Tabletten Laktose, der Milchzucker. Empfindliche Menschen sollten auf Schüßler-Salz-Globuli ausweichen.

Erwachsene nehmen bei chronischen Beschwerden bis zu dreimal täglich je ein bis zwei Tabletten.

Kontraindikationen: keine bekannt.

Nebenwirkung: Bei einer Überdosierung können durch den Milchzucker bei empfindlichen Menschen Blähungen oder Durchfall entstehen. Globuli sind in diesem Fall die bessere Wahl.

!

„Allein die Dosis macht das Gift." Paracelsus (1493–1541), Schweizer Arzt, Alchemist, Mystiker und Philosoph.

6. Der Erfahrungsschatz der westlichen Kräuterkunde

Auch mit traditionellen Heilkräutern behandeln Heilkundige seit Jahrhunderten erfolgreich Beschwerden und Leiden. Dazu verwenden sie frische und getrocknete Pflanzen (diese werden auch Drogen genannt) oder ihre Teile, die aus Blüten, Wurzeln, Rinden oder Saft bestehen. Heilkräuter sind vielseitig anwendbar: als Tees oder Säfte getrunken oder als Zusätze für Umschläge, Bäder, Inhalationen und Einreibungen in Salben sowie Ölen lindern und heilen sie.

Pfarrer Kneipp riet: „Bleibt den Heilkräutern treu! Bekennt euch zu ihnen! Bei richtiger Anwendung und Dosierung nützen sie und schaden niemals!“

!

Es ist sinnvoll, auf die Herkunft der Heilpflanzen zu achten. Am besten in biologischer Apothekerqualität kaufen.

Westliche Heilkräuter gegen Venenleiden
Ackerschachtelhalm, Andorn, Arnika, Bärlapp, Beinwell, Bibernelle, Brennnessel, Buchweizenkraut, Gänsefingerkraut, Hamamelis, Königskerze, Latschenkiefer, Löwenzahn, Rose, Rosmarin, Rosskastanienblätter, Rotes Weinlaub, Schafgarbe, Steinklee, Stiefmütterchen

Bewährte Teemischungen

Blutreinigung und Entgiftung

30 g Ackerschachtelhalm (Zinnkraut), 30 g Brennnesselkraut, 20 g Löwenzahnwurzel

Ackerschachtelhalm wirkt blutreinigend, blutstillend, entzündungshemmend, harntreibend. Inhaltsstoffe: Kieselsäure, Saponine, Flavone, Kalzium, Kalium, Magnesium. Anwendung: Blasenschwäche, Bindegewebsschwäche, Durchblutungsstörungen, Hautentzündungen, Krampfadern, Nierenschwäche, Ödeme, Rheuma.

Brennnessel (Kraut mit Samen und Wurzeln) wirkt blutreinigend, blutbildend, entzündungshemmend, harntreibend. Inhaltsstoffe: Nesselgift mit Histamin, Acetylcholin, Serotonin, Flavonoide, Vitamin C, Eisen. Anwendung: Nierenschwäche, Übergewicht, Muskel- und Gelenkentzündungen, Hämorrhoiden.
Löwenzahn wirkt blutbildend, blutreinigend, harntreibend, tonisierend, schweißtreibend, stoffwechselanregend. Inhaltsstoffe: Bitterstoffe, Vitamine, Mineralstoffe, Cholin, Inulin. Anwendung: Leberschwäche, Appetitlosigkeit, Blasenentzündung, Frühjahrsmüdigkeit, Gallenschwäche, Gelenkerkrankungen, Gicht, Hautentzündungen, Magenschwäche, Nierensteine, Rheuma, Verstopfung, Wassersucht.
Zubereitung: Dreimal täglich zwei Esslöffel der Kräutermischung mit 250 ml kochendem Wasser überbrühen, 15 Minuten ziehen lassen, abseihen und warm trinken. Nicht süßen.

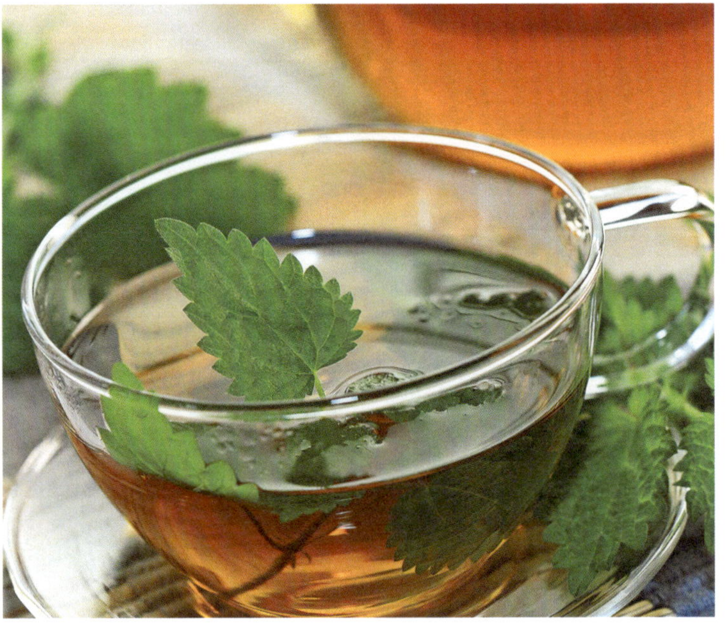

Brennnessel wirkt blutreinigend, blutbildend, entzündungshemmend und harntreibend.

Diese Teemischung entgiftet den Körper über Nieren, Blase, Leber, Haut sowie Lymphe, löst Ablagerungen an Gelenken, Muskeln und Bindegewebe. Sie reguliert das Gewicht, kräftigt Bindegewebe, Haut und die Nerven. Sie reinigt das Blut und entsäuert. Im Frühjahr und Herbst jeweils drei Wochen als Kur trinken. Bei abnehmendem Mond beginnen.

Der Tee ist nicht geeignet für Menschen mit Herz- und Nierenschwäche, für Schwangere und Kinder unter zwölf Jahren.

> !
>
> Auch Heilpflanzen haben ihre Grenzen. Sie wirken wohltuend, sind vorbeugend und lindernd. Bitte auf Gegenanzeigen achten.

Bei Krampfadern, verbessert die Blutzirkulation

Zubereitung: 1 TL Löwenzahnwurzel, ½ TL Queckenwurzel 5 Minuten in ½ Liter Wasser kochen lassen. ½ TL Schafgarbe, ½ TL Lindenblüten, ¼ TL Thymian, ½ TL Steinsamen dazugeben und weitere fünf Minuten ziehen lassen. Täglich zwei Tassen warm trinken.

Bei venösen Durchblutungsstörungen

Jeweils 10 g Ackerschachtelhalm, Birkenblätter, Schafgarbe, Brennnessel, Rosmarin und Buchweizen mischen.
Zubereitung: 1 EL Kräutermischung mit 200 ml Wasser kochendem Wasser aufbrühen. Zehn Minuten ziehen lassen und warm trinken. Nicht süßen.
Als Kur im Frühjahr und Herbst jeweils drei bis vier Wochen lang trinken.

> !
>
> Die Heilkraft vieler Pflanzen ist seit Jahrhunderten geschätzt und Heilkräuter haben bis heute nicht an Bedeutung verloren.

Bei Krampfadern, entzündungshemmend

Jeweils 20 g Zitronenmelisse, Frauenmantel, Schafgarbe, Buchweizen und Nachtkerze mischen.
Zubereitung: 1 EL Kräutermischung mit 200 ml Wasser kochendem Wasser aufbrühen. Zehn Minuten ziehen lassen und warm trinken. Nicht süßen.

Massageöle mit ätherischen Ölen

Die ätherischen Düfte aus den Pflanzen heben die Stimmung und sind wirksam gegen einige Beschwerden bei Krampfadern. Die beiden Rezepte unterstützen auf sinnvolle Weise die in diesem Buch vorgeschlagenen Heilmethoden und duften herrlich erfrischend. Wohltuende Bein- und Fußmassagen mit Aromaöl fördern den Blut- und Lymphfluss, stärken das Bindegewebe, steigern die Abwehr und beruhigen die Nerven. Die Beine ein- bis zweimal täglich mit einer Mischung in Richtung Herz leicht massieren.

Bitte nur hundertprozentig naturreine ätherische Öle und kaltgepresste Trägeröle verwenden.

Rezeptur 1: 20 ml Johanniskrautöl und 30 ml Jojobaöl mischen. Das Öl jeweils mit sieben bis zehn Tropfen Rosengeranie, Schafgarbe und Zypressenöl mischen.

Rezeptur 2: Sieben bis zehn Tropfen Grapefruit, sieben bis zehn Tropfen Zitrone und drei bis fünf Tropfen Wacholder mit 50 ml Calendulaöl mischen.

7. Krampfaderentfernung mit Kochsalz – von unschätzbarem Wert

!

Die Kochsalztherapie ist eine erfolgreiche Alternative zur klassischen Operation.

Als mich meine Freundin Alexa bat, ihr die Kampfadern mit Kochsalz zu entfernen, war ich erst skeptisch und hatte vollkommen falsche Vorstellungen davon. Nach einigen Recherchen und gewälzten Büchern erkannte ich den Wert dieser Methode und ließ mich kurzerhand von Dr. med. Sundaro Köster in Ziegenhagen ausbilden. Es ist eine wunderbare Therapie, ich wende sie gerne und erfolgreich an. Dafür braucht es ein gutes Gespür, ein klares Konzept, umfangreiches Wissen, eine große Portion Erfahrung und viel Freude an der Arbeit.

Die naturheilkundliche Krampfaderentfernung ist eine ausgezeichnete, fast schmerzlose Alternative zum Venenstripping. In der Regel findet dieser chirurgische Eingriff stationär und unter Narkose statt. Er birgt neben Thrombose-, Embolie- und Infektionsgefahren weitere Risiken, beispielsweise die Bildung von Narben oder verletzte Lymphgefäße. Im Vergleich zum Stripping führt der gut ausgebildete Arzt oder Heilpraktiker die Kochsalztherapie ambulant in wenigen Minuten durch. Die überdehnten Venen bilden sich zurück und zwar ohne Verletzungen an Haut, Nerven oder Lymphgefäßen. Dieses naturheilkundliche Verfahren eignet sich wegen seiner geringen Nebenwirkungen nahezu für jeden Patienten.

Entwickelt hat diese Methode der Hautarzt Professor Paul Linser an der Tübinger Universität in der ersten Hälfte des letzten Jahrhunderts. Sein damaliger Student, der spätere Naturarzt Dr. Max Otto Bruker, behandelte in den folgenden Jahrzehnten viele tausend Patienten erfolgreich damit.

Der Allgemeinmediziner Dr. Sundaro Köster kommt zunächst als Patient zu Dr. Bruker nach Lahnstein, um seine Krampfadern mit Kochsalz entfernen zu lassen. Er erkennt schnell den unschätzbaren Wert dieser Therapie, woraufhin er die Spritztechnik noch verfeinert und optimiert. Mit einer fantastischen Idee gelingt es ihm, die gefürchteten Geschwüre durch Fehlinjektion zu beseitigen. Er spritzt physiologische Kochsalzlösung nach, erzielt damit eine Gegenreaktion und kann den schädlichen Reiz aufheben. Mit seinem „Löscheffekt“ erreicht Dr. Köster, dass die Krampfaderentfernung mit Kochsalz zum dauerhaften Entfernen von Krampfadern – ohne gefährliche Nebenwirkungen und Folgeschäden – zum modernen Therapiestandard aufsteigt.

Geeignete Krampfadern sind eine Voraussetzung

Um das Kochsalz injizieren zu können, benötigt es einen gut funktionierenden, venösen Zugang. Dafür müssen die Krampf-

!

Nach der Kochsalzinjektion verschließen sich die Adern und die weißen Blutkörperchen bauen sie ab.

adern sichtbar, tastbar und wenigstens drei Millimeter dick sein. Für die Untersuchung benötigt der Therapeut seine Augen, Hände, einen guten Tastsinn sowie einen Ultraschalldoppler. Mit diesen Mitteln erschließt er sich den Verlauf der großen und kleinen Rosenvene mit ihren Zu- und Abflüssen. Auch einen krankhaften Rückfluss des Blutes in Leisten und Kniekehlen, durch undichte Klappen an den Einmündungen (Krossen) zum tiefen Venensystem, stellt er fest. Sind die Klappen verändert und lassen einen Blutfluss in die falsche Richtung zu, verursacht das einen chronischen Stau in den tiefen Venen. Das überdehnt auf Dauer die oberflächlichen Venen, die aus diesem Grund zu Krampfadern werden. Deshalb sind die Ursachen an den Einmündungen als erstes zu beseitigen. Alle weiteren Behandlungen sind zweitrangig.

Individuelle Behandlung in meiner Praxis

Nach der Untersuchung wird die konzentrierte, sterile Kochsalzlösung in die Krampfader gespritzt, die ihre Innenschicht aufquellen lässt. Dieser Prozess kann bis zu zwei Wochen dauern. Dabei entsteht eine festsitzende Thrombose, die sich nicht lösen kann und die das Gefäß verschließt. Dieses wird hart, entzündet und löst sich auf. Je nach Größe dauert der Auflösungsprozess drei bis sechs Monate und manchmal auch länger. Zu diesem Zweck aktiviert die körpereigene Abwehr die zum Immunsystem gehörenden weißen Blutkörperchen. Ihre langlebigen, beweglichen Fresszellen, die Makrophagen, verdauen die abgestorbenen Zellen, die der Körper ausscheidet.

Vor Beginn der eigentlichen Behandlung füllt der Patient einen ausführlichen Fragebogen aus. Danach bespreche ich mit ihm den Verlauf der Krampfadern, seine Beschwerden und weitere Krankheiten. Auch Kenntnisse über eingenommene Medikamente, frühere Operationen oder Verödungen sind für mich wichtig. Bevor ich beginne, kläre ich ihn umfassend über die Krampfaderentfernung mit Kochsalz auf, erläutere meine Vorgehensweise und beantworte seine Fragen. Mein therapeutisches Handeln – beispielsweise die Position des Beins, Dosis und Anzahl der Injektionen – richtet sich nach dem Allgemeinzustand des Patienten sowie dem Ausmaß seiner Krampfadern.

Nach der Untersuchung erfolgt im Stehen zunächst die Punktion der Ader mit einer ausgewählten Injektionsnadel, die gut fixiert wird. Danach spritze ich langsam die Kochsalzlösung durch den Zugang und frage den Patienten, was er spürt und wie es ihm geht. Die Injektion lasse ich bevorzugt im Liegen oder im Stehen einlaufen. Meist verspürt er einen Krampf, der unterschiedlich stark empfunden wird und ein bis zwei Minuten andauert. Solange streiche ich das Bein aus, massiere Akupressurpunkte oder setze eine Akupunkturnadel gegen Schmerzen. Das tut gut und lindert den Krampf im Bein.

Nach der Injektion und einer Liegepause kann der Patient aufstehen und umhergehen. Manche spüren ein leichtes Druck- oder Spannungsgefühl, andere sind ohne Beschwerden. Druckbeschwerden können noch ein paar Tage später auftreten. Je nach Kondition kann der Patient nach der Behandlung 20 Minuten lang gehen. Das fördert die Durchblutung des Beins. In den nächsten Tagen sind große Anstrengungen, langes Sitzen und Stehen zu vermeiden. Auch extreme sportliche Aktivitäten, Saunabesuche oder heiße Bäder sind um zwei Wochen zu verschieben. Autofahren ist nach der Behandlung kein Problem.

Bei ausgeprägten Befunden ist das vollständige Entfernen der Krampfadern in einer Sitzung nicht durchführbar. Dann sind innerhalb von vier bis acht Wochen weitere Behandlungen nötig, um ein befriedigendes Ergebnis zu erhalten. Menschen mit kleinen oder wenigen Krampfadern haben eine kurze Erholungszeit und können sofort ihren Alltag aufnehmen. Bei großen und umfangreichen Krampfadern kann der Krankenstand ein bis zwei Wochen betragen.

!

Für ein zufriedenstellendes Ergebnis benötigen umfangreiche und stark ausgeprägte Krampfadern mehrere Sitzungen.

!

Ohne dringenden Anlass darf in den Abbauprozess der Krampfadern nicht eingegriffen werden.

Weil jeder Mensch anders reagiert, ist die Krampfaderentfernung mit Kochsalz absolut individuell. Sie fordert sowohl einen gut ausgebildeten, sorgfältig arbeitenden Therapeuten als auch einen konsequenten, geduldigen und einsichtigen Patienten. Die Sicherheit des Patienten steht für mich an oberster Stelle. Es gibt manche Patienten, die glauben, sie seien dem Arzt oder Heilpraktiker ausgeliefert. Nein, das sind sie nicht: Vor der Behandlung erfolgt sowohl eine ausführliche Aufklärung über die Therapie als auch über die herbeigeführten Wirkungen in den nächsten Tagen. Die Entzündung, die verschweißten Krampfadern, die fest sitzende Thrombose mit den daraus entstehenden harten Stellen sind Teil des Heilverfahrens. Es setzt sich ein Abbauprozess in Gang, für den der Körper Zeit braucht, um die unnötigen Krampfadern abzubauen. Von jetzt an liegt es am Patienten, mit Vertrauen und Vorfreude auf schöne und gesunde Beine das Beste daraus zu machen. Und das alles ohne Operation oder Chemie.

Links: Zustand beider Beine bei Behandlungsbeginn am 8. 5. 2015.
Rechts: Nach der dritten Behandlung am 15. 3. 2016.

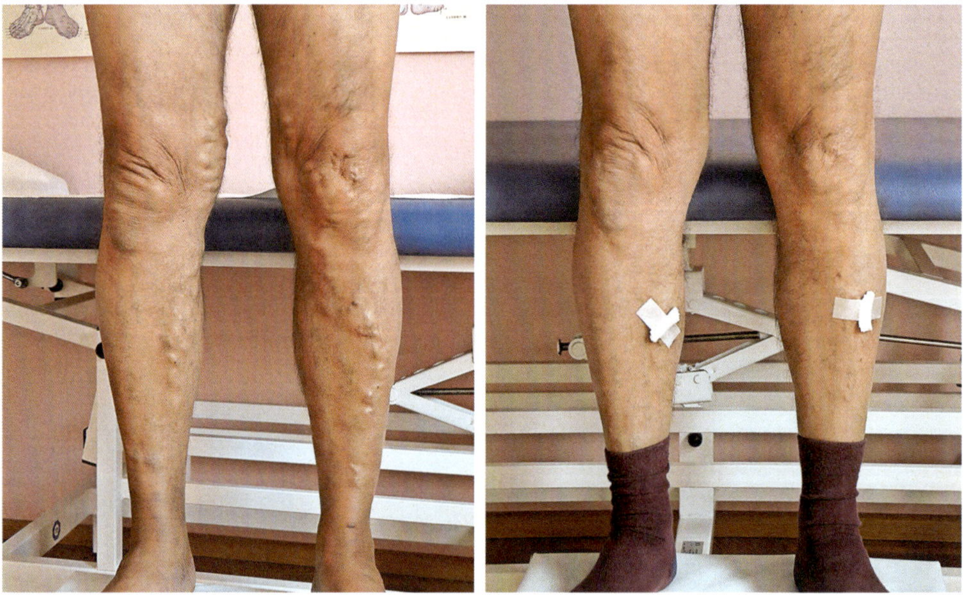

Die nächsten Tage: Die Nebenwirkungen sind im Vergleich zu operativen Verfahren gering, aber nicht ausgeschlossen. Die behandelten Gefäße quellen auf und verschließen sich. Dadurch können sie sich rötlich-bläulich verfärben, anschwellen und entzünden. Diese Symptome sind in dem Sinne keine Nebenwirkungen, sondern gehören zum Heilprozess und klingen nach ein paar Tagen ab. Manchmal dauern sie dennoch mehrere Wochen. Jetzt ist Geduld gefragt. Ohne dringenden Anlass darf der Prozess nicht gestört oder unterdrückt werden. Während dieser Zeit soll sich der Patient bewegen, aber übermäßige Belastungen durch extremes Joggen, Wandern und Schwimmen meiden. Kühlende Wickel und Umschläge mit Wasser und Zusätzen von Zitronensaft oder Essig sind wirksame Mittel, die lindern. Auch Umschläge mit Heilerde, Lehm, Arnikatinktur oder Schwedenkräuter sind entzündungshemmend und tun gut (siehe Seite 40). Diese Maßnahmen in den ersten Tagen alle zwei Stunden wiederholen. Kälteschäden auf der

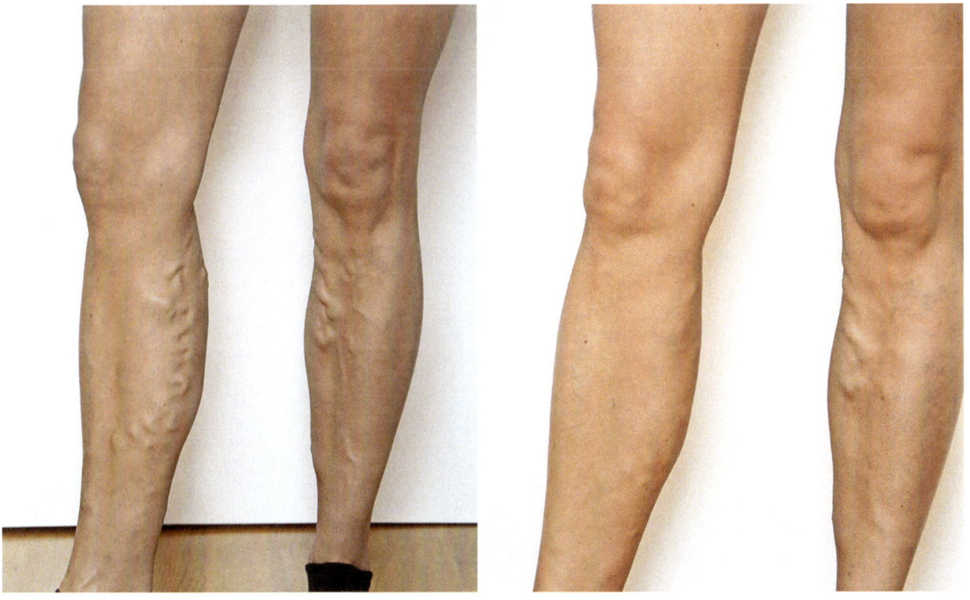

Links: Rechtes Bein vor der Behandlung am 23. 8. 2016. Rechts: Rechtes Bein nach einer Behandlung am 10. 9. 2016.

Haut auf jeden Fall vermeiden. Arnikasalbe und Arnikaglobuli fördern zusätzlich den Heilungsvorgang. Je früher Krampfadern behandelt werden, desto einfacher ist der Eingriff und umso geringer sind die Nebenwirkungen.

Die Vorteile: Die Kochsalzlösung wirkt nicht ausschließlich in der punktierten Krampfader, sondern verteilt sich ebenso in die überdehnten Nebenäste und entfernt diese gleich mit. Trotzdem reagieren nur die krankhaft veränderten Venen auf diesen Reiz. Gesunde Gefäße sind wegen ihrer kräftigen, muskulösen Innenschicht absolut unempfindlich. Sie pumpen die Salzlösung in den großen Blutkreislauf und die Nieren scheiden sie nach kurzer Zeit aus. Das Ganze macht dieses Verfahren sichtbar erfolgreicher als alle anderen.

!

Gegenanzeigen:

- Akute tiefe Venenthrombose (TVT)
- Akute Krampfaderentzündung
- Akute fieberhafte Infekte
- Akute rheumatische Entzündung
- Entzündliche Erkrankungen im Umfeld der Krampfadern
- Schwere Erkrankungen
- Schlechter Allgemeinzustand

Bei der Kochsalztherapie sind weder Operation noch eine Voll- oder Teilnarkose notwendig. Die Gefahr von Thrombose ist gering, von Lungenembolie ausgeschlossen. Verletzte Lymphgefäße oder Nerven entstehen nicht. Es bilden sich keine Narben oder neue Krampfadern (Rest- oder Rezidivvarikose) im behandelten Bereich. Das Ergebnis ist medizinisch und kosmetisch überzeugend. Die Patienten haben kein Allergierisiko, da Kochsalz natürlicherweise im Körper vorkommt. Die Erholungszeit ist kurz. Die Arbeitsfähigkeit ist nach ein bis zwei Wochen wieder hergestellt. Kompressionsstrümpfe tragen zu müssen oder die Beine zu wickeln ist in der Regel nicht erforderlich. Das Verfahren ist zeitsparend (ein bis zwei Stunden) und beliebig oft durchführbar.

Der Arzt oder Heilpraktiker sollte am besten eine mehrjährige und gründliche Ausbildung absolviert haben. Weiterführende Informationen und Therapeutenlisten im Anhang.

Special: Krampfadern und Schwangerschaft

Vorbeugendes Verhalten ist jetzt besonders wichtig, weil eine Schwangerschaft bei vielen Frauen die Ausbildung von Krampfadern fördert. Das hat unterschiedliche Ursachen. Schwangerschaftshormone mit der Aufgabe, den „Palast des Kindes“, wie die Chinesen die Gebärmutter liebevoll nennen, weich und wohnlich zu machen, wirken in gleicher Weise auch auf andere Körperstrukturen. Beispielsweise auf den Schließmuskel der Speiseröhre, wodurch Sodbrennen entstehen kann. Oder auf die nachgiebig gewordenen Venen, die mit wachsender Bauchgröße dem Druck ausweichen und sich überdehnen. Genauso wirken Verhütungsmittel mit Gelbkörperhormonen (Gestagene). Auch Genussmittel wie Kaffee, Schokolade, Industriezucker, scharfe Gewürze, Alkohol und Tabakrauch mindern die Kraft der Muskeln.

Außerdem setzen die Hormone die natürliche Bewegung des Darms (Peristaltik) herab, was zu Verstopfung führt und auf die Venen drückt. Gegen Ende der Schwangerschaft kann der große Bauch die untere Hohlvene abdrücken und geschwollene Beine oder Schwindel auslösen. Diese Symptome bilden sich nach der Geburt rasch zurück. Aufgrund der Schwerkraft zeigen sich Schwellungen in der Regel nur an den Beinen.

Viel an der frischen Luft bewegen und strammes Gehen hilft gegen geschwollene Beine und bewirkt ein rasches Zurückbilden von Krampfadern nach der Schwangerschaft. Zehen-, Fersenheber, Zehen-, Fersengang, Kniebeugen (siehe Seite 52) und Qigong-Übungen (siehe Seite 123) sind einfache Mittel, die unterstützen. Auch tägliche kalte Schenkelgüsse sind empfehlenswert. Sinnvoll und vorbeugend ist Schwimmen in angenehm temperiertem Wasser. Extreme Wärmezufuhr an den Beinen sollte besser vermieden werden. Wichtig: je nach Trainingszustand langsam und ausdauernd üben.

►►

!

Die meisten Venenbeschwerden während einer Schwangerschaft verlieren sich nach der Geburt wieder.

Schwangere leiden oftmals an entzündeten Krampfadern und Venen. Hier lindern – wie bei allen anderen Menschen auch – Lehmwickel und Kompressionsverbände. Bewegung und kurzfristige ärztliche Kontrolle sind ratsam.

Laut Dr. Bruker ist während einer Schwangerschaft das Entfernen von Krampfadern mit Kochsalzlösung sinnvoll, um Thrombosen im Wochenbett zu vermeiden. Dazu schreiben Dr. Köster und Dr. Rieger in ihrem Buch „Krampfadern schonend und natürlich entfernen“, dass das richtig sei, aber nur wenige Frauen den Mut hätten, diesem Rat zu folgen, obwohl weder Mutter noch das ungeborene Kind Schaden nehmen könnten.

Selbstverständlich ist es, in dieser emotionalen und sensiblen Zeit ausschließlich das Nötigste zu behandeln. Besteht vor der Geburt für die Mutter die Gefahr einer tiefen Venenthrombose oder Lungenembolie, wird ein verantwortungsbewusster Arzt die Kochsalztherapie gerne bei ihr durchführen. Ein Schaden des Kindes ist durch diese Maßnahme ausgeschlossen.

Sind es nur erweiterte Venen, bilden sich Krampfadern und Besenreiser, die während einer Schwangerschaft zum ersten Mal entstehen, nach der Geburt wahrscheinlich zurück. Erst wenn der Selbstheilungsprozess nach Monaten abgeschlossen und hartnäckige Krampfadern geblieben sind, ist eine Behandlung mit Kochsalz empfehlenswert.

Wöchnerinnen, die aufgrund ihrer Familien- oder eigenen Vorgeschichte zur Venenthrombose oder Lungenembolie neigen, müssen sofort nach der Geburt mit Bewegungs- und Atemübungen beginnen. Sie unterstützen damit den venösen Rückfluss aus den Beinen. Das Aufstehen am Tag nach der Entbindung – verbunden mit regelmäßigem Bewegen und zügigem Gehen – ist für venenkranke junge Mütter wichtig. Werdende Mütter mit Venenleiden kommen in der Regel gut durch eine Schwangerschaft, wenn sie gewissenhaft und konsequent die vorbeugenden Maßnahmen durchführen.

TRADITIONELLE CHINESISCHE MEDIZIN FÜR GESUNDE VENEN

Die Traditionelle Chinesische Medizin (TCM) ist ein unabhängiges, in sich geschlossenes medizinisches System des Denkens und der Praxis. Sie stützt sich auf die Lebensenergie, dem Qi, und ist die Summe aus Beobachten, Untersuchen und Erfahren – eine Lebensphilosophie mit dem Leitsatz: Vorbeugen ist besser als Heilen. Dabei bezieht sie den gesamten Menschen und seine Umgebung ein und ist für jeden geschaffen. In den folgenden Kapiteln habe ich Tipps und Ratschläge für eine gesunde Lebensführung zusammengetragen, die Qi, Blut, Venen und Krampfadern nachhaltig verbessern und positiv beeinflussen.

!

Die TCM ist ein energetisches, in sich geschlossenes Medizinsystem, das sich auf die Lebensenergie, das Qi stützt.

8. Den freien Fluss der Energie wieder herstellen

Qi – die Lebenskraft

Das Qi hat in der chinesischen Medizin eine grundlegende Bedeutung. Es durchdringt das ganze Universum. Jede Lebensform existiert und gestaltet sich durch Qi. Es ist die Quelle von Energie und Materie, Grundlage von Geist und Körper. Es gibt keinen Ort, an dem es nicht zu finden ist. Qi ist unsere Lebenskraft und entscheidend für alle Substanzen. Blut, Körperflüssigkeiten, Essenz und Geist. Die Basis des körperlichen Qis liegt laut Traditioneller Chinesischer Medizin im Energiezentrum „Tor des Lebens“ unterhalb unseres zweiten Lendenwirbels.

Die zwei bekanntesten und wichtigsten Hauptquellen des Qis sind:

Das vorgeburtliche Qi, auch Ursprungs-Qi oder Ursprungskraft genannt. Es wird bei der Empfängnis von den Eltern auf das Kind übertragen (vererbt). Es ist zuständig für die körperliche Konstitution, fördert das Wachstum und die Entwicklung des Kindes. In den Nieren gespeichert, begleitet es uns ein Leben lang.

> !
>
> Die zwei bekanntesten Qi-Arten sind das vorgeburtliche Qi und das nachgeburtliche mit dem Atmungs- und dem Nahrungs-Qi.

Das nachgeburtliche Qi wird nochmals in zwei Arten unterteilt:

- Das Atmungs-Qi gewinnen die Lungen über die eingeatmete Luft und aus dem Nahrungs-Qi. Es sammelt sich im Brustraum hinter dem Brustbein und hält den Gasaustausch aufrecht. Verbunden mit der Lunge und dem Herzen steuert es den rhythmischen Fluss von Atmung und Herzschlag. Es unterstützt die Funktion der Stimmbänder, reguliert die Zirkulation von Qi und Blut und hat Einfluss auf den gesamten Körper.
- Das Nahrungs-Qi nehmen wir mit der Ernährung über das Verdauungssystem auf. Die Milz ist dafür zuständig, es zu bilden, umzuwandeln und zu transportieren. In unserem Leben spielt es eine gewichtige Rolle. Es baut Qi, Blut und Körperflüssigkeiten auf. Es bewegt und verstoffwechselt die zugeführten Nährstoffe. Die Qualität und das Maß der täglichen Speisen unterstützen unsere Existenz oder bringen sie aus dem Gleichgewicht. Blähungen, Verdauungs- und Schlafstörungen, Kopfschmerzen, Abgeschlagenheit, Verschleimung oder ständige Erkältungen sind Auswirkungen falscher Nahrungsaufnahme. Das macht die Tragweite einer wertvollen Ernährung deutlich, die mitwirkt, Geist, Seele und Körper zu schützen und zu stärken.

Atmungs- und Nahrungs-Qi bestimmen in hohem Maße unser Leben, da sie auf die Blut- und Energiebahnen einen starken Einfluss haben. Es ist möglich, gezielt auf diese Funktionen positiv einzuwirken.

Hauptfunktion und Aufgaben des Qis

- Qi schützt den Körper vor äußeren negativen Einflüssen und wehrt Krankheitserreger ab.
- Qi transportiert die Nahrung und wandelt sie in lebensnotwendige Stoffe um.
- Qi unterstützt die Aufgaben des Herzens, sorgt dafür, dass das Blut in den Blutbahnen bleibt und fördert Blutzirkulation in Beinen und Armen.
- Qi regelt das Schwitzen, Wasserlassen und den Stuhlgang.
- Qi unterstützt die Lungenfunktion und fördert die Atmung.
- Qi wärmt uns und erhält die Körpertemperatur.
- Qi kontrolliert die Sprache und bewahrt den Geist.

Yin und Yang – die Grundlage aller Dinge

Alles hat seine zwei Seiten mit einem Yin- und einem Yang-Aspekt samt vieler Abstufungen dazwischen. Mittlerweile wird das auch von der modernen Wissenschaft anerkannt und akzeptiert.

Die Polaritäten Yin und Yang wandeln sich ständig. Sie stehen in Opposition zueinander und sind grundsätzlich verschieden. Dennoch gehören sie zusammen und ergänzen einander. Sie bestimmen sich durch gegenseitige Begrenzung und Verbrauch. Dabei offenbaren sie ihre wechselseitige Abhängigkeit. Denn es gibt kein Leben ohne Tod, keinen Sommer ohne Winter, keinen Mann ohne Frau. Die Gegensätze sind nicht absolut, sondern relativ. Der Frühling ist im Gegensatz zum Winter warm, aber kühl im Vergleich zum Sommer; die Vierzigjährige ist im Verhältnis zu einer Zwanzigjährigen alt – verglichen mit einer Achtzigjährigen allerdings noch jung. Yin kann sich auch in Yang verwandeln oder umgekehrt. Sie gehen ineinander über und auseinander hervor. Ebenso tragen beide Pole stets etwas vom anderen in sich.

!

Alle Dinge haben zwei Seiten mit einem Yin- und einem Yang-Aspekt und vielen Abstufungen dazwischen.

„Das Gesetz von Yin und Yang ist die natürliche Ordnung des Universums, die Grundlage aller Dinge, die Mutter jeden Wandels, die Wurzel von Leben und Tod. Um eine Krankheit zu behandeln, muss man die Wurzel der Disharmonie finden, die immer dem Gesetz von Yin und Yang unterworfen ist.“

Aus „Der gelbe Kaiser“ – Huang Di Nei Jing

Die polaren Kräfte Yin und Yang sind eng mit Rhythmus verbunden. Dem Tag folgt die Nacht und darauf folgt wieder ein neuer Morgen. Die Ebbe weicht der Flut und umgekehrt. Der Vollmond folgt dem Neumond, das Einatmen nach dem Ausatmen. Es gibt kein Aufhören. Alles ist im Fluss. Ein natürlicher Prozess von Veränderungen mit Anteil am Ganzen.

Harmonie können wir über die Erkenntnis erlangen, dass alle Dinge in Beziehung stehen und zum Universum gehören. Am besten folgen wir dem natürlichen Lebensrhythmus von Yin und Yang. Solange sie ausreichend vorhanden sind, sind wir gesund und befinden uns im Gleichgewicht. Qi und Blut können frei fließen.

Krankheiten sind eine Störung im Yin-Yang-Gleichgewicht. Beherrscht eine Kraft die andere, tritt ein Ungleichgewicht auf und die Ordnung wird gestört. Es entstehen entweder Mangel oder Überschuss (siehe nebenstehende Grafiken).

Die Prinzipien von Yin und Yang

- Alle Dinge haben zwei Seiten, eine Yin- und eine Yang-Seite.
- Jede Yin- und jede Yang-Seite lässt sich wiederum in Yin und Yang unterteilen.
- Yin und Yang brauchen sich gegenseitig.
- Yin und Yang begrenzen sich gegenseitig
- Yin und Yang wandeln sich gegenseitig um.

Grundmuster von Yin-Yang-Gleichgewicht – Ungleichgewicht

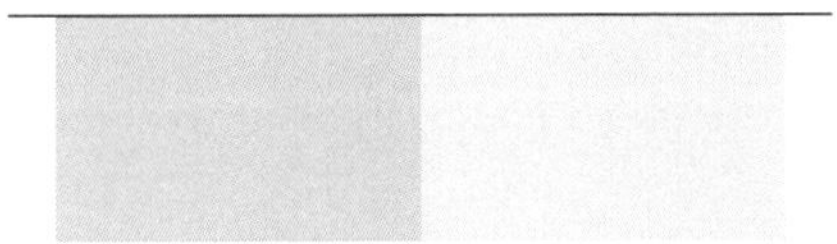

Balance

Vollkommene Balance
Yin und Yang sind in Harmonie

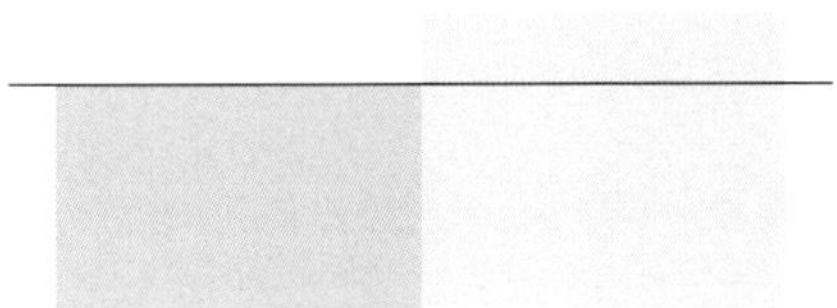

Balance

Yang-Überschuss
Zuviel Yang zeigt sich durch Hitzesymptome

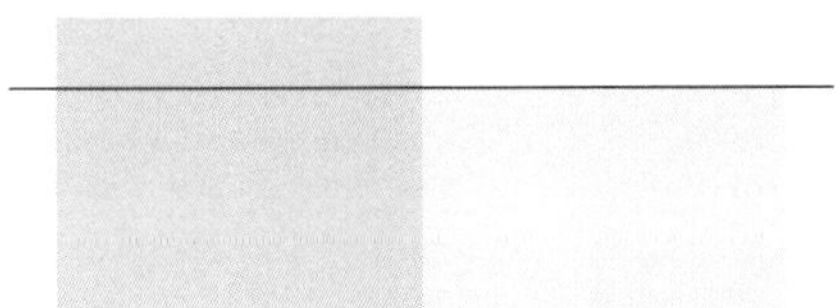

Balance

Yin-Überschuss
Zuviel Yin zeigt sich durch Kältesymptome

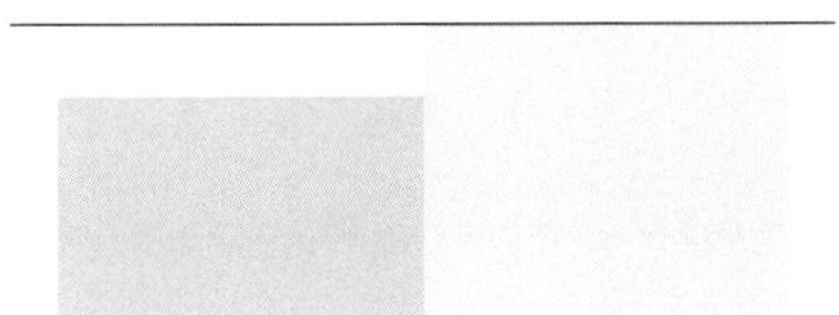

Balance

Yin-Mangel
Zuwenig Yin zeigt sich durch innere Hitzesymptome

Balance

Yang-Mangel
Zuwenig Yang zeigt sich durch allgemeine Kälte

YIN	YANG
Erde	Himmel
Mond	Sonne
Weiblich	Männlich
Kälte	Hitze
Feuchtigkeit	Trockenheit
Herbst – Winter	Frühling – Sommer
Körper	Geist
Organstruktur	Organfunktion
Venen	Arterien
Blut	Energie
Substanz	Funktion
Ernährend	Erzeugend
Zentrum	Peripherie
Materie	Energie
Innen	Außen
Rechts	Links
Unten	Oben
Wasser	Feuer
Bauch	Rücken
Weich	Hart
Trüb	Klar
Langsam	Schnell

Wir sind gesund, solange unser Yin und unser Yang ausreichend sind, sich im Gleichgewicht befinden und solange ausreichend Qi und Blut ohne Hindernisse fließen können. Krankheit gilt in der chinesischen Medizin als Störung im Yin-Yang-Gleichgewicht.

„Das Leben eines jeden Individuums ist aufs engste mit der Natur verbunden. Wie Menschen sich an die Jahreszeiten und an die Gesetze der Natur anpassen, entscheidet darüber, wie gut es ihnen gelingt, aus der Quelle ihres Lebens zu schöpfen.
Hat der Mensch einmal begriffen, dass die zehntausend Dinge im Universum ihm zum Vorteil gereichen können, dann wird er auch imstande sein, sie zur Bewahrung seiner Gesundheit zu nutzen.
Das Universum ist letztlich nichts anders als Yin und Yang.
Der Mensch besitzt zwölf Leitbahnen.
Die Natur besitzt Hitze und Kälte, der Mensch Fülle und Leere.
Wer sich auf die Polarität im Wandel des Universums einzustellen vermag, wer sich das Wissen um die zwölf Meridiane aneignen und dem Rhythmus der Jahreszeiten folgen kann, der besitzt innere Klarheit und bleibt frei von jeder Unordnung."

Aus „Der gelbe Kaiser" – Huang Di Nei Jing

Die fünf Wandlungsphasen

Aus Yin und Yang entstehen die fünf Wandlungsphasen – auch als die fünf Elemente bekannt. Sie entsprechen den sechs klimatischen Einflüssen von Hitze, Kälte, Wind, Feuchtigkeit, Trockenheit und Sommerhitze. Die Weisen und Ärzte im alten China erkannten sie, indem sie die Natur beobachteten. Sie gingen davon aus, dass sie zum Leben gehören und sich in der Natur widerspiegeln. Weil der Mensch ein Teil der Natur ist, besteht er ebenfalls aus den Elementen und benötigt sie zum täglichen Leben. Holz und Feuer gehören genauso dazu wie Erde, Metall und Wasser. Sie sind wesentlich in ihren Eigenschaften und Funktionen. Ihnen werden Jahreszeit, Himmelsrichtung, Klima, Geschmack, Farbe, Organ und Emotion zugeordnet. In der Medizin spielen sie eine wichtige Rolle, um den funktionellen Aufbau und krankhafte Abläufe zu erklären und zu erkennen, wodurch sie in Diagnostik und Therapie unentbehrlich sind.

!

Die Elemente Holz, Feuer, Wasser, Erde und Metall haben unterschiedliche Eigenschaften.

Die fünf Wandlungsphasen wirken zusammen und bilden einen beständigen Zyklus. Holz symbolisiert die aufsteigende, wachsende Yang-Energie im Frühling. Feuer steht für die höchste Yang-Energie im Hochsommer. Erde versinnbildlicht die neutrale Übergangszeit im Spätsommer. Metall ist ein Symbol für die abnehmende Aktivität mit zunehmender Yin-Energie im Herbst. Wasser entspricht der höchsten Yin-Energie im Winter.

Jede Wandlungsphase erzeugt und nährt die nächste. Sie kontrolliert gleichzeitig die übernächste, wird aber selbst von der vorletzten kontrolliert. Ein Beispiel: Holz erzeugt Feuer und kontrolliert die Erde. Weil die Leber zum Element Holz gehört, nährt ihre Energie das Herz (Feuer) und kontrolliert gleichzeitig die Milz (Erde). Wird eine Wandlungsphase beispielsweise durch einseitige Ernährung zu stark, schwächt sie die Vorgängerin.

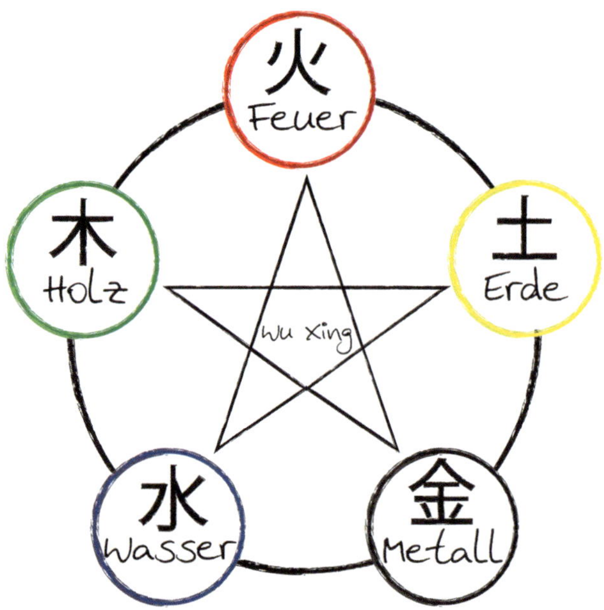

Die fünf Wandlungsphasen wirken zusammen und bilden einen beständigen Zyklus.

Die fünf Elemente in der TCM

Wandlungsphase (Element)	Holz	Feuer	Erde	Metall	Wasser
Jahreszeit	Frühling	Sommer	Spätsommer	Herbst	Winter
Himmelsrichtung	Osten	Süden	Mitte	Westen	Norden
Klima	Wind	Hitze	Feuchtigkeit	Trockenheit	Kälte
Lebensabschnitt	Geburt	Wachstum	Reife	Alter	Tod
Geschmack	sauer	bitter	süß	scharf	salzig
Farbe	Grün, Grünblau	Rot, Rotorange	Gelb, Braun	Weiß, Grau, Silber	Schwarz, Dunkelblau
Speicherorgan „Zang-Organ“	Leber	Herz/ Kreislauf	Milz	Lunge	Nieren
Hohlorgan „Fu-Organ“	Gallenblase	Dünndarm/ Dreifach-Erwärmer	Magen	Dickdarm	Blase
Sinnesorgan	Augen	Zunge	Mund, Lippen	Nase	Ohren
Körperstruktur	Sehnen, Bänder, Nägel	Blut, Blutgefäße	Muskeln, Binde- und Fettgewebe, Lymphgefäße	Haut, Körperhaar	Knochen, Mark, Zähne, Kopfhaar, Nerven
Emotion	Zorn	Freude	Sorgen	Trauer	Angst
Geistige Ebene	Seele, außersinnliche Wahrnehmung	Geist, Schöpferkraft	Logik, Denken, Vernunft	Mut, Kraft, Ausdauer	Wille, Antrieb, Ehrgeiz

!

Nach der TCM nährt und befeuchtet Blut den Körper, schützt den Geist und fließt in Blutgefäßen und in Meridianen.

Xue – das Blut

Das Blut, seine Bedeutung und Eigenschaften bewertet die chinesische Medizin anders als die westliche Medizin. Blut ist eine Körperstruktur, die Yin-Eigenschaften hat und eng mit Qi verbunden ist. Als materielle Form von Qi nährt es sowohl den Körper als auch den Geist. Qi mit seinen Yang-Eigenschaften dagegen produziert Blut, bewegt es durch den Körper und sorgt dafür, dass es in seinen Gefäßen bleibt. Gleichzeitig wird Qi von Blut genährt. Daraus ergibt sich, dass Blut in den Blutgefäßen und in den Meridianen fließt.

Es entsteht auf zwei Arten:

1. Durch die Umwandlung von Nährstoffen aus täglichen Speisen und Getränken in Magen, Milz und Bauchspeicheldrüse. Diese Organe spielen neben dem Herz-Kreislaufsystem bei Krampfadern eine bedeutende Rolle, wie später erläutert wird.
2. Unser Atmungs-Qi pumpt das Blut zusammen mit dem Herzen durch den Körper. Das ist für uns insofern von Bedeutung, weil das Herz mit seiner Sogwirkung hilft, das Blut aus der Peripherie zum Herzen zurück zu transportieren und dabei von der Atmung unterstützt wird. Es wird im Mark produziert, welches wiederum durch die Arbeit der Nieren gebildet wird. Daraus entsteht Knochenmark, das in einem ewigen Prozess wieder neues Blut bildet.

Bedeutend sind die drei Hauptfunktionen: Organe zu ernähren, zu befeuchten und den Geist zu schützen.

- Blut transportiert durch seinen kontinuierlichen Kreislauf – zusammen mit Qi – Nährstoffe zu allen Organen und Körperstrukturen.
- Es befeuchtet den ganzen Körper und dient als Schmiermittel.
- Es hilft dem Geist, klar und ausdauernd zu denken. Blutmangel führt zu Konzentrationsstörung und Gereiztheit.

Blut hat eine wichtige Beziehung zu den Yin-Organen Herz, Milz und Leber. Das Herz sorgt für einen beständigen und gleichmäßigen Kreislauf des Blutes. Die Leber kontrolliert, filtert und speichert es. Die Milz hält es in den Blutbahnen.

Das Herz beherrscht das Blut und die Blutbahnen. Blut führt und verteilt das Qi. Das Herz wiederum braucht Qi, um das Blut zirkulieren zu lassen. Zusammen mit dem Herzen und den Blutgefäßen ist es der Wandlungsphase Feuer zugeordnet.

> **!**
> Mangel, Stau und Hitze des Blutes sind Blutdisharmonien, die auf Blutgefäße Einfluss haben.

Blutdisharmonien

Blutmangel: Blutmangel ist ein Mangelmuster und kann durch Blutverlust entstehen. Oder durch eine Schwäche der Milz, wenn ihr Qi aus der Nahrung nicht ausreichend Blut bilden kann. Symptome sind Blässe, blasse Lippen, Schwindel, Müdigkeit, Atemnot, Herzklopfen, Vergesslichkeit, Konzentrationsstörung, Schlafstörung, Kribbeln und Taubheitsgefühl der Körperglieder sowie trockene Haut. Die Zunge ist meist blass, der Puls schwach.

Blutstau, auch Blutstagnation oder Stase: Dieses Muster ist ein Füllemuster und beginnt, weil ein schwaches Qi das Blut nicht ausreichend transportieren und fortbewegen kann. Mögliche Auslöser sind Traumata, Kälte oder stagnierendes Qi, wodurch der Stau entsteht. Symptome sind Spannungsgefühl, Druckschmerz und lokale Schmerzen, die typischerweise stark und stechend sind. Abends schlimmer. Die Haut weist oft kleine Einblutungen auf, die durch Verletzungen an den Gefäßen entstehen. Oder dunkle Hautveränderungen mit schuppiger Haut. Das Blut ist dunkel, dick und gerinnt leicht. Gefahr von Thrombose. Die Zunge ist meist bläulich mit dunklen Flecken. Der Puls ist rau.

Bluthitze: Dieses Muster gehört zum Fülle- und Hitzemuster. Es entsteht durch innere Hitze. Üblicherweise ist diese in der Leber und schon tief im Körper vorgedrungen. Es entsteht ein Hitzegefühl, das nachts stärker wird. Weitere Symptome sind: Blut im

Speichel, Urin oder Stuhl, Nasenbluten, rote Hautausschläge sowie Durst, Unruhe und Reizbarkeit. Hitze verletzt die Gefäße. Blutungen mit hellem Blut und ohne Blutpfropf. Die Zunge ist rot, der Puls schnell.

Blut- und Energiebahnen

!

Die Meridiane sorgen für freien Qi- und Blutfluss und verbinden das Körperinnere mit der Körperoberfläche.

In der chinesischen Medizin haben die Blut- und Energiebahnen, auch Meridiane, Leitbahnen oder Energieleitbahnen genannt, lebenswichtige Funktionen. Sie transportieren Qi und Blut durch den Körper.

Die Leitbahnen des Qi-Flusses heißen „Jing Luo". Jing ist der Weg und Luo ein Netz mit vielen Punkten. Sie symbolisieren die Kanäle, auf denen Qi und Blut im Körper transportiert werden. Ein Netzwerk, das alle Essenzen, Organe sowie das Körperinnere mit der Körperoberfläche verbindet und ein beständiges Fließen von Qi und Blut im Körper garantiert.

Das ist nicht das einzige, was sie mit den Blutgefäßen unseres Herz- und Kreislaufsystems verbindet. Denn beide gemeinsam haben Haupt- und Nebengefäße und sind mit all unseren Organen verbunden. Durch die Energie, die in ihnen fließt, versorgen sie uns mit Nährstoffen, Sauerstoff, achten auf gleichbleibende Körpertemperatur und wehren körperfremde Organismen ab. Gleichzeitig entsorgen sie nicht mehr benötigte Stoffwechselprodukte. Unermüdlich schleusen sie für diese Arbeit tagtäglich viele Liter Blut durch den Körper. Nebenbei nähren und schützen sie alle Sinnesorgane, die Haut, das Bindegewebe, Muskeln, Sehnen, Bänder, Knochen und Zähne. An dieses ausgeklügelte System sind gleichzeitig alle Nervenbahnen und Lymphgefäße sowie Hormondrüsen angeschlossen.

Sind die vitalen Aufgaben der Meridiane und der Blutgefäße gestört oder funktionieren sie nicht richtig, werden wir krank und können sogar sterben. Qi- und Blutfluss sind blockiert. Es kommt zum Stau und die Gefäße verstopfen.

Ist der Energiefluss behindert oder fließt die Energie nicht dahin, wo sie hin soll, beeinflusst das unsere Gesundheit negativ. Wir werden entkräftet und schutzlos. Kommt die Energie wieder in Fluss, heilen wir abermals. Die Leitbahnen sind für uns lebenswichtig, vorausgesetzt, sie funktionieren gut und bringen uns in ein harmonisches Gleichgewicht.

Dazu ein Beispiel: Bei Krampfadern ist der Blut- und Energiefluss in den Beinen gestört. Es entstehen Kribbeln, Spannungs- und Taubheitsgefühl, schwere Beine sowie unbewusste Beschwerden. Durch den Blutstau überdehnen sich die Blutgefäße. Die Folge: Das Blut staut sich bis ins tiefe System der Beinvenen zurück. Die Beine schwellen an und werden dick. Blut tritt aus den Gefäßen aus und verursacht im schlimmsten Fall, dass das umliegende Gewebe unterversorgt ist und ein Geschwür am Unterschenkel entsteht. Oder der Körper versucht die verletzten Gefäßwände mit einem Pfropfen (Thrombus) zu reparieren, woraus dann eine tiefe Beinvenenthrombose entstehen kann.

!

Bei einer Varikose ist der Blut- und Energiefluss in den Beinen gestört. Davon sind sechs Hauptmeridiane an Füßen und Beinen betroffen.

Bei einer Varikose kann in den folgenden sechs Meridianen der Energiefluss gestört sein: Milz, Magen, Leber, Gallenblase sowie Niere und Blase. Sie gehören zu den zwölf Hauptmeridianen und unterteilen sich in Yin- und Yang-Meridiane jeweils am Fuß. Die drei Yin-Meridiane Milz, Leber und Niere verlaufen an den Vorder- und Innenseiten der unteren Gliedmaßen über den Bauch bis zum Brustbereich. Die drei Yang-Meridiane Magen, Gallenblase und Blase verlaufen an den Rück- und Außenseiten der Füße und Beine. Magen und Gallenblase nehmen weiter den Weg über Bauch, Brust, Schulter, Nacken, Hals, Gesicht bis hin zu den Schläfen. Der Blasenmeridian verläuft an den hinteren Beinen, mit zwei Ästen über den gesamten Rücken, dann weiter über den Nacken am hinteren Kopf, bis er schließlich am inneren Augenwinkel endet.

Zudem gibt es die sechs Hauptmeridiane an der Hand. Sie heißen Lunge-, Dickdarm-, Kreislauf-, Dreifach-Erwärmer- sowie Herz- und Dünndarmmeridian.

Alle zwölf Hauptmeridiane sind paarweise auf beiden Körperhälften angelegt. Sie verlaufen innerlich weiter und sind mit den jeweiligen Organen und deren Wandlungsphasen verbunden. So bilden sie Funktions- oder Organkreise.

Kenntnisse über die einzelnen Leitbahnen sind für jede Art von Behandlung sowie Selbstbehandlung sehr nützlich. Mit Anwendung von Akupunktur, Akupressur, Massage, Wärme, Qigong sowie Atemtechnik können wir die Meridiane von außen beeinflussen. Von innen wirken unsere Atmung, Ernährung, Heilkräuter und Lebensfreude auf sie ein. Beide Maßnahmen helfen, Beschwerden zu lindern und Schmerzen zu vertreiben.

In der Traditionellen Chinesischen Medizin bezeichnen die zwölf Hauptmeridiane das unsichtbare Leitsystem unserer Lebensenergie.

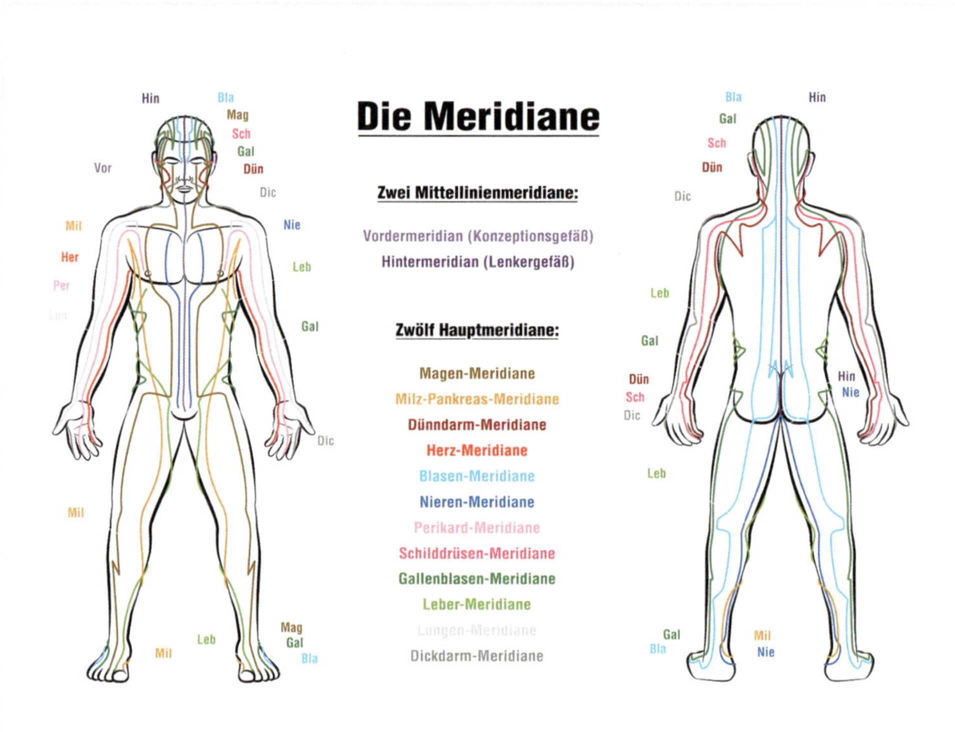

Aufgaben und Funktionen der Speicher- und Hohlorgane

Die Tabelle macht uns Aufgaben, Funktionen und Störungen der inneren Organe deutlich. Weitere Informationen liefert die Zunge. Ihre Form, Farbe, Beweglichkeit, Beschaffenheit des Belages sowie Feuchtigkeit geben Aufschluss über den Zustand der inneren Organe.

ORGAN	AUFGABEN	STÖRUNGEN
Herz/ Kreislauf	Reguliert das Blut, die Blutgefäße und lässt das Blut zirkulieren. Beherbergt den Geist. Denken und Bewusstsein.	Störungen von Blutzirkulation, Schlaf, Sprache und Konzentration. Unruhe, geistige Verwirrung, Vergesslichkeit, Bewusstseinsverlust.
Dünndarm/ Dreifach-Erwärmer	Nimmt Vorverdautes aus dem Magen auf. Trennt trübe und klare Flüssigkeiten und verteilt sie an Dickdarm, Nieren und Blase.	Bauchschmerzen, Durchfall, Verstopfung, Blähungen, unklare Urteils- und Unterscheidungskraft.
Lunge	Beherrscht und kontrolliert Atmung, Qi und Körperoberfläche. Verteilt Flüssigkeiten, reguliert die Wasserwege und Schweißbildung. Abwehrfunktion.	Atembeschwerden, Husten, Allergien, Halsschmerzen, geschwächte Abwehr, Ödeme.
Dickdarm	Aufnahme von Unreinem aus dem Dünndarm. Nimmt Flüssigkeit auf und scheidet Stuhl aus.	Verstopfung, Durchfall, Bauchschmerzen, Blähungen.
Milz	Transportiert und wandelt Nahrung und Flüssigkeiten um, regiert die Muskulatur. Ist Quelle von Qi und Blut, hält das Blut in den Blutgefäßen und die Organe an ihrem Platz.	Umwandlung und Transport von Nahrungsmitteln ist gestört, Blutungskrankheiten und Organsenkungen, auch Krampfadern.

►►

ORGAN	AUFGABEN	STÖRUNGEN
Magen	Nimmt Nahrung auf, verarbeitet und verteilt sie. Das Qi des Magens steigt ab, also nach unten.	Gegenläufiges Magen-Qi (Schluckauf, Aufstoßen, Übelkeit, Erbrechen). Langsame und schlechte Verdauung der Speisen.
Leber	Regelt das freie Fließen des Qis, gleicht Gefühle, Verdauung, Periode und Gallenfluss aus. Speichert das Blut und regelt die Blutmenge. Beherrscht die Sehnen.	Gestörter Qi-Fluss, Leber- und Periodenstörungen, Sehnen-, Augen- und Blutspeichererkrankungen.
Gallenblase	Speichert und sondert Gallenflüssigkeit ab. Unterstützt die Entschlusskraft und die Urteilsfähigkeit.	Erkrankungen der Leber und Gallenblase. Unbeständigkeit, Ängstlichkeit, Mutlosigkeit, Seufzen.
Nieren	Speichert Essenz, regelt die Fortpflanzung, den Wasserhaushalt und die Aufnahme von Qi. Beherrscht Zähne und Knochen.	Fehlfunktion in der Speicherung von Essenz. Fortpflanzungs- und Wachstumsstörungen. Atembeschwerden.
Blase	Wandelt Qi um. Flüssigkeitsaufnahme und -ausscheidung (speichert Urin und scheidet ihn aus).	Störungen beim Wasserlassen. Harndrang, Harnträufeln.

Ursachen von Krampfadern in der Chinesischen Medizin

Beispiele aus meiner TCM-Praxis:

Milz-Qi-Schwäche: Die Milz regelt im Verdauungssystem Muskeln und Bindegewebe. Bei einer chronischen Schwäche kommt es zur Ansammlung von Blut und Qi in den Beinen mit Krampfadern und Ödemen. Blähungsneigung.

Absinkendes Milz-Qi: Führt auch zu Schwäche des Bindegewebes und Absenkung von Organen mit Neigung zu Krampfadern und Hämorrhoiden.

Blut- und Qi-Mangel: Führt zu Krampfadern mit Empfindungsstörungen in den Gliedmaßen. Die Beine sind schwer und mäßig geschwollen. Die Haut ist dunkel und verhärtet. Gesichtsblässe und Infektanfälligkeit.

> !
> Blut- und Qi-Mangel führt zu Krampfadern mit Empfindungsstörungen in den Gliedmaßen.

Blut-Stau: Der Blutfluss ist verlangsamt oder gestaut. Das führt zu Krampfadern mit Schmerzen oder Druckschmerzen, die sich am Abend verschlimmern. Die Gliedmaßen sind bläulich verfärbt mit dunkler, schuppiger Haut. Das Blut ist dunkel und gerinnt leicht.

Qi-Stau: Die unteren Beinvenen sind betroffen mit Pigmentierung, Kribbeln und Schmerzen. Die Krampfadern haben Beulen und sind klumpig. Eventuell mit Schwindel, Reizbarkeit und depressiven Verstimmungen. Mit Blähungen, Spannungs- und Völlegefühl.

Übermäßige schädliche Hitze: Die Beine und Venen sind gerötet, geschwollen und schmerzhaft. Mit Brennen und Juckreiz. Entzündungsneigung, Unruhe, Trockenheit und Durst.

Hitze mit Feuchtigkeit: Krampfadern mit Juckreiz, Wundsein, Rötung, Schmerzen, Geschwüren und Schwellungen. Eventuell mit Durstgefühl und Verstopfung.

Kälte mit Feuchtigkeit: Gewundene Krampfadern, leicht geschwollene, schwere Beine. Ödeme, kalte Beine und Füße. Kältegefühl, Müdigkeit und Feuchtigkeit.

Milz- und Nieren-Yang-Mangel: Durch Ernährungsfehler, übermäßiges Sexualleben und Überanstrengung. Schwächen im unteren

Rücken und den Beinen mit Ödemen, die nach dem Eindrücken sich langsam zurückbilden. Mit Kältegefühl, Müdigkeit, Blässe und eventuell weichen Stühlen.

Leber-Qi-Stau: Spannungsgefühl in Brust, Bauch und Unterbauch. Gefühlsschwankungen und Reizbarkeit. Die Meridianverläufe und Krampfadern sind knotig.

Herz-Blut- und Milz-Qi-Mangel: Muskelschwäche und schwindende Muskeln in den Beinen. Krampfadern mit Neigung zu Schwellungen. Blähungen und Druckgefühl im Bauch. Wenig Appetit. Körperliche Schwäche und Müdigkeit.

Um den genauen Ursachen von Krampfadern und anderen Syndromen auf den Grund zu gehen, ist eine spezielle Diagnose und folgend eine ausgearbeitete Therapie notwendig.

9. Die Fünf-Elemente-Ernährung für einen starken Organismus

Eine vorwiegend pflanzliche Ernährung hält viele Krankheiten fern und ist kostengünstig. Pflanzliche Lebensmittel wie Gemüse, Vollkorngetreide und milchsauer Eingelegtes sind in der Lage, Krankheiten zu lindern oder sogar zu heilen. Mit ihren Inhaltsstoffen stärken sie den Körper und schaffen es, gegen krankmachende Substanzen vorzugehen. Menschen mit Krampfadern – sowie alle anderen Patienten – verbessern sich gesundheitlich, wenn sie sich vollwertig und angemessen ernähren. Sie werden aktiver, kraftvoller und setzen mehr Lebensenergie frei.

Dafür braucht es grundlegende Kenntnisse von Aufbau und Ablauf im menschlichen Körper. Jedoch reicht dieses Wissen alleine nicht aus – es muss angewendet werden. Liegt es brach, verschwindet es schnell wieder aus dem Gedächtnis. Es sind die Gewohnheiten und Gebräuche, die uns täglich dasselbe tun lassen. Da Wissen sich nicht von selber anwendet, braucht es genauso Einsicht, einen klaren Entschluss und genügend Ausdauer, um das begehrte Ziel zu erreichen. Der Erfolg liegt einzig und alleine im regelmäßigen Tun.

Gesunde Ernährung nach den Fünf Elementen

Die Geschmäcker sauer, bitter, süß, scharf und salzig sind die Grundpfeiler der Ernährung nach den fünf Elementen und in allen Speisen harmonisch aufeinander abzustimmen. Saisonale und regionale Speisen sollten bevorzugt und auf Klima und jahreszeitlichen Zyklus geachtet werden. Im Winter sind wärmende Speisen wie Eintöpfe und heimischer Kohl zu bevorzugen, im Sommer kühlende, erfrischende Gemüse und Früchte. Durch Kochen lassen sich Speisen energetisieren, vor allem in der kalten Jahreszeit.

Zu viel Rohkost ist schwer verdaulich und schwächt Magen und Milz – unsere Mitte. Die Mitte stärken thermisch neutrale Nahrungsmittel aus dem Erdelement, wie Getreide, Nüsse, Samen, Wurzelgemüse und Kürbisse. Weißen Zucker meiden, weil er die Organe schwächt und Energie entzieht. Gute Alternativen sind getrocknetes Obst und Nüsse. Verwendet werden sollten energiereiche und hochwertige Lebensmittel. Sie sind ihr Geld wert, weil viel Arbeit und Kraft in der Produktion von guten Lebensmitteln steckt. Gerichte aus der Mikrowelle, Tiefkühlkost und Fertigspeisen sind Energiekiller und eine schlechte Wahl. Auch wichtig: Viel Zeit zum Essen in entspannter Atmosphäre nehmen.

> !
>
> Tabellen über die Wirkweise von Lebensmitteln, Informationen zur TCM und weitere Rezepte: „Das TCM-Kochbuch“, ISBN 978-3-0004-0183-1

Nützliche Prä- und Probiotika

Präbiotika – Ballaststoffe: Ballaststoffe sind die unkomplizierten Pflanzenfasern, die aus vielen verschiedenen Kohlenhydraten, wie Zellulose, Inulin oder Pektin bestehen. Der Dünndarm kann sie nicht aufnehmen, also landen sie im Dickdarm, wo sie gute Dienste leisten. Es gibt wasser- und fettlösliche Ballaststoffe. Weil sie in

Wasser aufquellen, sorgen die wasserlöslichen für ein gutes Sättigungsgefühl und ein großes Stuhlvolumen. Sie massieren und dehnen den Dickdarm und regen ihn auf diese Weise zum Verdauen an. Die Aufgabe der fettlöslichen besteht darin, unsere nützlichen Darmbakterien zu nähren. Dafür stellen sie für uns lebenswichtige Vitamine sowie Fettsäuren her und bilden gleichzeitig unser Immunsystem aus. Die guten Darmbakterien vermehren sich so ausgezeichnet, sind bald in der Überzahl und beanspruchen viel Platz. Wenig Platz bleibt für die schädlichen Bakterien übrig. Ballaststoffe sind für sie nicht von Nutzen und ernähren sie nicht. Dadurch ziehen sie sich zurück und „verhungern" regelrecht.

!

Pflanzenfasern pflegen unsere lebenswichtigen Darmbakterien und lassen sie wachsen.

Ballaststoffe sorgen für ein gutes Sättigungsgefühl.

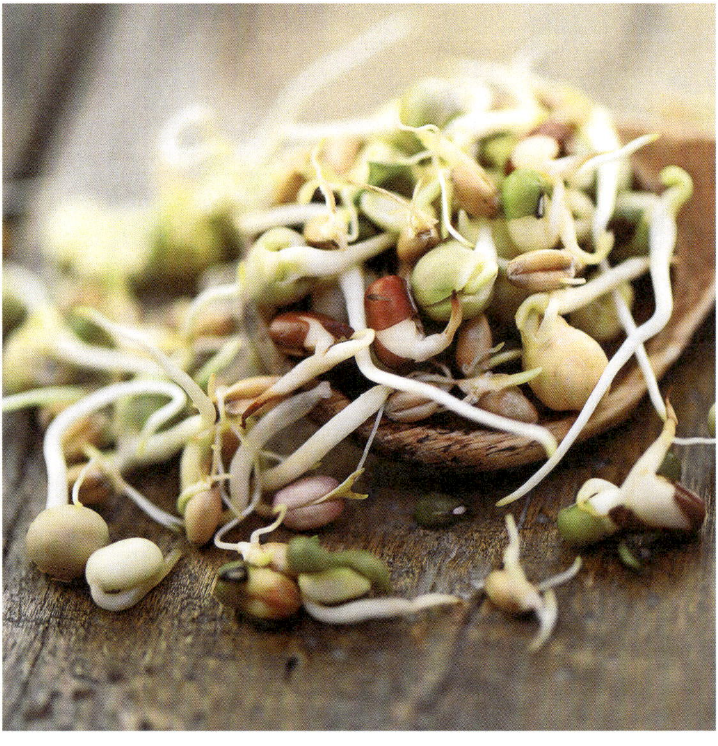

Probiotika – Milchsäurebakterien: Milchsäurebakterien sind kleinste, einzellige Mikroorganismen und sehr wirksam. Sie befinden sich naturgetreu überall in Böden, auf der Haut, im Darm, auf Pflanzen und schützen uns von gefährlichen Krankheitserregern. Durch Gärungsprozesse wandeln sie Zuckermoleküle und Stärke in Milchsäure um und verhindern, dass schädliche Keime sich ausbreiten. Auf natürliche Weise bauen sie unsere Darmflora auf, weil sie Fettsäuren produzieren, die den Darm pflegen und die von uns dringend benötigten Milchsäurebakterien gedeihen lassen. Mit anderen Worten: Sie helfen dem Immunsystem, uns zu schützen, indem sie Abwehrstoffe bilden, Gifte umwandeln und Krankheitskeime bekämpfen. Das Problem: Antibiotika, Krankheiten, Stress und falsche Ernährung bringen die guten Darmbakterien so durcheinander, dass die unguten sie angreifen, sich ausbreiten und uns schädigen.

!

Milchsäurebakterien schützen unser Immunsystem und helfen Krankheitskeime abzuwehren.

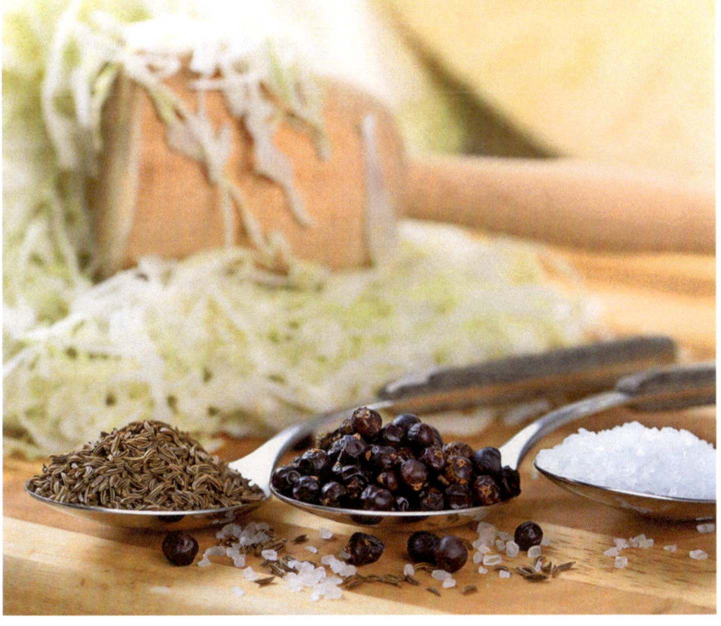

Milchsäurebakterien entstehen durch Gärungsprozesse. Sie bauen auf natürliche Weise unsere Darmflora auf.

Was hat das mit Krampfadern zu tun?

Krampfadern haben gerne Begleiter wie Übergewicht, Bluthochdruck oder Krankheiten an Darm, Leber und Gallenblase. Dazu gesellen sich ein gestörter Stoffwechsel, Diabetes und hohe Blutfettwerte. Ein chronisch übersäuerter Körper verursacht schmerzhaft entzündete Gelenke. Die Ablagerungen finden sich sowohl an Adern, Geweben, Knochen als auch im Gehirn. Die Ursache ist neben Stress der tägliche Konsum von tierischem Eiweiß und Fett aus der Fleisch- und Milchproduktion. Außerdem Speisen und Getränke, die weißen Zucker enthalten, sowie industriell gefertigte Nahrungsmittel mit unüberschaubaren Zusatzstoffen.

Die Lösung ist überraschend einfach und sehr erfolgreich: Das Mittel der Wahl sind pflanzliche Lebensmittel, in denen sich ausreichend Ballaststoffe und große Mengen Milchsäurebakterien befinden, eben die Prä- und Probiotika. Die Zusammensetzung des Blutes spielt bei Krampfadern und Thrombosen durchaus eine große Rolle. Deshalb ist die Ernährung eine Stellschraube, die der Betroffene selber bedienen und regulieren kann. Angenehmer Nebeneffekt: Das Gewicht reduziert sich oder pendelt auf normales Maß ein. Die Adern sind keinem unnötigen Druck mehr ausgesetzt, so dass sie weniger leiden und sich nicht mehr überdehnen.

Im Folgenden habe ich prä- und probiotische Gerichte nach der Fünf-Elemente-Ernährung zusammengestellt, die wenig aufwendig, bekömmlich und schmackhaft sind. Sie stellen vollwertige Alternativen zu tierischen Eiweißen und Fetten dar. Es gilt das Einfache und Naheliegende zuerst zu tun, damit die Absicht eine erfolgreiche Gestalt annimmt.

PRÄBIOTISCHE REZEPTE

Frühlings- und Sommergerichte

Marktfrischer Salat der Saison mit Honig-Zitronen-Vinaigrette und gerösteten Sesamsamen

vegan

Zutaten für 4 Portionen

2 Salatköpfe (Endivien-, Kopf-, Eis-, Batavia-, Romana-, Pflück- oder Schnittsalat), 1–2 Schalotten, 5 EL Sesamsamen (alternativ Sonnenblumenkerne, Kürbiskerne oder gemischt), 6 EL frisch gepresster Zitronensaft, 10 EL Olivenöl, alternativ Sonnenblumenöl, 2 EL Honig, frische Kräuter (Estragon, Petersilie und Dill), 1–2 TL Salz, ¼ TL Kurkuma (frisch oder gemahlen), frisch gemahlener schwarzer Pfeffer

Zubereitung

Salat putzen, gründlich waschen, trocknen, in mundgerechte Stücke zupfen und in eine große Schüssel geben. Kräuter putzen, gründlich waschen, trocknen und klein schneiden. Sesamsamen bei niedriger Temperatur und ohne Fett in der Pfanne rösten.

Für die Honig-Zitronen-Vinaigrette in einem Gefäß

Wasser	Salz und
Feuer	Kurkuma in
Holz	Zitronensaft einrühren und auflösen.
Erde	Honig dazugeben, auflösen und mit Öl zu einer Emulsion aufschlagen. Mit
Metall	Pfeffer abschmecken.

Die Vinaigrette über den Salat gießen und gut durchmischen. Dann die Kräuter dazugeben und nochmals durchmischen. Mit den gerösteten Sesamsamen garnieren.

Wirkung: Kühlt Hitze, erfrischt, reinigt und entwässert. Fördert die Durchblutung und Verdauung.

Frischer, weißer Spargel mit Thymian in eigenem Saft gegart und gedämpfte aromatisierte Pellkartoffeln

vegan

Zutaten für 4 Portionen

Pro Person 400 bis 500 g frischer, weißer Spargel, ein paar Zweige frischer Thymian, 1–2 Bio-Zitronen, Fleur de Sel oder Meersalz, frisch gemahlener schwarzer Pfeffer, 1 Prise Zucker, Olivenöl, 1 kg Kartoffeln, 2 Knoblauchzehen

Zubereitung

Den Spargel schälen, kurz abwaschen, abtropfen lassen und in eine passende Auflaufform geben. Thymian waschen, trocken tupfen, die Blätter abzupfen. Den Backofen auf 180 °C Ober- und Unterhitze vorheizen. Zitronen gründlich waschen. Zitronenabrieb und -saft herstellen. Dafür mit einer Reibe die Zitronenschale fein abreiben. Anschließend die Zitronen auspressen.

Erde	Spargel mit etwas Olivenöl, Zucker,
Metall	Pfeffer und
Wasser	Salz würzen.
Holz	Zitronensaft,
Feuer	Zitronenabrieb und Thymian dazugeben.

Danach die Auflaufform mit Alufolie oder einem Deckel abdecken und je nach Qualität des Spargels 25 bis 35 Minuten in eigenem Saft garen.

Zwischenzeitlich die Kartoffeln mit Wasser gründlich abbürsten, in einen Gemüsedämpfer oder einen Kochtopf mit Dämpfeinsatz geben. Ungeschälte Knoblauchzehnen leicht andrücken und mit Thymian zu den Kartoffeln geben. Salz darüber streuen und die Kartoffeln mit geschlossenem Deckel über Dampf garen.
Nach Ende der Garzeit die Kartoffeln pellen und zusammen mit dem Spargel servieren. Auf den Tellern mit Fleur de Sel, Pfeffer, Zitronenabrieb und Olivenöl würzen.

Wirkung: Erfrischt und tonisiert. Reinigt das Blut und entwässert. Ist leicht verdaulich und hält schlank.

5-Elemente-Spargelfond

Spargelschalen gründlich waschen, in einen Kochtopf geben und mit kaltem Wasser bedecken. Mit Zitronensaft, Zitronenabrieb, Zucker, Pfeffer und Salz würzen. Mit geschlossenem Deckel aufkochen lassen, von der Herdplatte nehmen und 30 Minuten ziehen lassen. Das ergibt einen phantastischen Spargelfond, aus dem sich eine leckere Suppe oder Soße herstellen lässt.

Drei Variationen von leichtem Sommergemüse mit schwarzem Piemont-Reis

Schwarzer Piemont-Reis

vegan

Zutaten für 4 Portionen

300 g schwarzer Vollkornreis, alternativ ein anderer Vollkornreis, 1 Schalotte oder Zwiebel, 1 Knoblauchzehe, 50 ml Weißwein, 700 ml heißes Wasser, 2 TL Miso (ersatzweise Gemüsebrühe), 2 EL Olivenöl, Fleur de Sel oder Meersalz

Zubereitung

Den Reis gründlich waschen. Wenn möglich zwei bis drei Stunden einweichen. Abtropfen lassen. Schalotte und Knoblauch schälen. Beides fein würfeln. Aus Miso und heißem Wasser eine Brühe herstellen.

Feuer	Topf mäßig erhitzen,
Erde	Öl dazugeben.
Metall	Schalotte, Knoblauch und Reis andünsten. Etwas
Wasser	Misobrühe dazugeben. Mit
Holz	Weißwein ablöschen.

Den Wein kurz einkochen lassen und die restliche Misobrühe dazugeben. Aufkochen und Hitze reduzieren. Mit geschlossenem Deckel 35 Minuten garen. Herd ausschalten. Den Reis fünf bis zehn Minuten nachquellen lassen. Mit Olivenöl und Fleur de Sel abschmecken. Zusammen mit den leichten Sommergemüsen servieren.

Orangen-Fenchel-Salat

vegan

Zutaten für 4 Portionen

6 Knollen Fenchel mit Grün, 3 Bio-Orangen, 1 Bio-Zitrone, 1 Lorbeerblatt, 1 TL Curry mild, Salz, schwarzer Pfeffer, 1 Knoblauchzehe, Olivenöl, Fenchelgrün

Zubereitung

Fenchel putzen, waschen und in feine Streifen schneiden. Orangen und Zitrone gründlich waschen. Von einer Orange und der Zitrone die Schale fein abreiben. Anschließend beide Früchte auspressen. Die beiden anderen Orangen schälen und filetieren. Fenchelgrün waschen, trocknen und fein hacken. Knoblauch schälen, leicht andrücken.

Feuer	Pfanne mäßig erhitzen,
Erde	Öl dazugeben. Den Fenchel kurz andünsten.
Metall	Lorbeerblatt, Knoblauch, Pfeffer und
Wasser	Salz dazugeben. Mit
Holz	Orangen- und Zitronensaft ablöschen.
Feuer	Curry, Orangen-, Zitronenabrieb und
Erde	Orangenfilets dazugeben.

Zwei bis drei Minuten auf der Herdplatte ziehen lassen. Noch einige Zeit durchziehen lassen. Knoblauch und Lorbeerblatt entfernen. Mit Salz, Pfeffer, Curry sowie Olivenöl abschmecken. Mit Fenchelgrün garnieren und servieren.

Wirkung: Reguliert das Qi. Harmonisiert Magen und Milz. Reinigt, wirkt gegen Schleim und stärkt das Immunsystem.

Warmer Kirschtomaten-Spargelsalat

vegan

Zutaten für 4 Portionen

600 g Kirschtomaten, 1 kg grüner Spargel, 2 kleine Schalotten, Olivenöl, Salz, schwarzer Pfeffer, 1 Bio-Zitrone, Chili, ¼ TL Kurkuma (frisch oder gemahlen), frischer Basilikum

Zubereitung

Kirschtomaten waschen und trocknen. Den unteren Teil des Spargels schälen. Die holzigen Enden entfernen. Waschen und gleich große Stücke schneiden. Schalotten waschen, schälen, halbieren und in Streifen schneiden. Zitronenschale mit einer Reibe fein abreiben. Zitrone auspressen. Basilikum putzen, waschen und trocknen.

Feuer	Pfanne mäßig erhitzen,
Erde	Öl, Spargel,
Metall	Schalotten und
Holz	Kirschtomaten in die Pfanne geben.

Mit geschlossenem Deckel ein paar Minuten dünsten. Die Kirschtomaten nicht verkochen lassen. Das warme Gemüse in eine Schüssel geben, mit

Feuer	Kurkuma, Zitronenabrieb,
Holz	Zitronensaft,
Erde	Olivenöl und
Metall	Chili mischen. Mit Pfeffer und
Wasser	Salz abschmecken.

Das noch warme Gemüse nimmt den Geschmack der Gewürze an. Am besten einige Zeit gut durchziehen lassen und warm genießen. Vorher Basilikum mit einem scharfen Messer in Streifen schneiden und damit garnieren.

Wirkung: Kühlt Hitze, erfrischt und befeuchtet. Stärkt Magen und Leber. Reinigt Blut und Darm.

Zucchini-Curry mit Joghurt

vegetarisch

Zutaten für 4 Portionen

4 Zucchini, 200–250 g Schafjoghurt, Salz, Pfeffer, 1 TL Curry mild, Öl zum Anbraten, frisch gepresster Zitronensaft, Zitronenabrieb, frischer Zitronenthymian

Zubereitung

Zucchini waschen, trocknen, der Länge nach dritteln und in feine Streifen schneiden. Zitronenthymian waschen, trocknen, gegen den Strich vom Stil abziehen und hacken.

Feuer	Pfanne mäßig erhitzen,
Erde	Öl dazugeben. Zucchini mit
Metall	Zitronenthymian und Pfeffer leicht andünsten.
Wasser	Salz dazugeben. Lauwarm in eine Schüssel geben.
Holz	Zitronensaft,
Feuer	Zitronenabrieb und Schafjoghurt mit
Metall	Curry vermischen und unterheben.

Das Gemüse ein paar Stunden durchziehen lassen. Curry hat sowohl wasser- als auch fettlösliche Aromen, die der fetthaltige Joghurt ergänzt und die gut zur Zucchini passen.

Wirkung: Kühlt und befeuchtet. Erfrischt, reinigt, entschlackt und aktiviert den Darm.

Herbst- und Wintergerichte

Rote-Bete-Kartoffelvariation mit gerösteten Sonnenblumenkernen

vegan

Zutaten für 4 Portionen

600 g Rote Bete, 800 g fest kochende Kartoffeln, 2 säuerliche Äpfel, 1–2 Schalotten, 5 EL Sonnenblumenkerne, 6 EL Zitronenessig, 10 EL Sonnenblumenöl, 1–2 TL Miso (ersatzweise Gemüsebrühe), 100–150 ml heißes Wasser, Salz, schwarzer Pfeffer

Zubereitung

Am Vortag Rote Bete und Kartoffeln gründlich waschen und über Dampf garen. Am nächsten Tag Rote Bete und Kartoffeln schälen, in hauchdünne Scheiben schneiden. Schalotten schälen, fein würfeln. Äpfel waschen und in kleine Stücke schneiden. Sonnenblumenkerne bei niedriger Temperatur und ohne Fett langsam in der Pfanne rösten. Die Misobrühe herstellen. Dafür Miso in heißem Wasser auflösen.

Feuer	Rote Bete,
Erde	Kartoffeln und
Metall	Schalotten in eine Schüssel geben.
Wasser	Misobrühe,
Holz	Äpfel, Zitronenessig und
Erde	Sonnenblumenöl dazugeben.

Alles gut durchmischen. Mit Salz, Pfeffer, Essig und Öl abschmecken und durchziehen lassen. Die gerösteten Sonnenblumenkerne obendrauf geben. Dieser winterliche Salat eignet sich gut als pikante Abendmahlzeit oder zum Mitnehmen auf die Arbeit. Vor dem Essen den Salat anwärmen.

Wirkung: Baut Blut auf. Stärkt das Qi. Harmonisiert Magen, Milz und Leber. Löst Schleim und entgiftet. Pflegt die Darmbakterien.

Kartoffel-Apfel-Salat mit Ei und Räucherlachs

Zutaten für 4 Portionen

1 kg fest kochende Kartoffeln, 2 säuerliche Äpfel, 2 Schalotten, 6 EL Himbeer- oder Zitronenessig, 6 EL Olivenöl, 1 TL Miso (ersatzweise Gemüsebrühe), 60 ml heißes Wasser, Salz, schwarzer Pfeffer, ½ TL Kurkuma (frisch oder gemahlen), 2 Eier, 200 g Räucherlachs, 1 Kästchen Brunnenkresse

Zubereitung

Kartoffeln gründlich waschen, über Dampf garen. Dann 20 Minuten im Topf ruhen lassen. In der Zwischenzeit die Schalotten schälen und fein würfeln. Äpfel waschen, in kleine Stücke schneiden. Eier sechs bis acht Minuten kochen, mit kaltem Wasser abschrecken, Eierschalen abziehen und Eier vierteln. Brunnenkresse waschen und trocknen. Den Lachs 30 Minuten vor dem Anrichten aus der Verpackung nehmen. Die Kartoffeln pellen und in hauchdünne Scheiben schneiden. Aus Miso und heißem Wasser eine Brühe herstellen.

Holz	Äpfel,
Erde	Kartoffeln und
Metall	Schalotten in eine Schüssel geben.
Wasser	Misobrühe mit
Holz	Essig,
Feuer	Kurkuma und
Erde	Olivenöl verquirlen und dazugeben.

Mit Pfeffer und Salz abschmecken. Durchziehen lassen. Den Lachs mit den Eiern und der Brunnenkresse auf Tellern anrichten. Zusammen mit dem warmen Salat servieren.

Wirkung: Stärkt die Mitte (Magen und Milz). Tonisiert Blut und Qi. Stimuliert den Stoffwechsel.

Winterrettich mit Orangen und Ingwer

vegetarisch

Zutaten für 4 Portionen

500 g schwarzer Winterrettich, 3 Orangen, 1 Stück frischer Ingwer, 200 g Schafjoghurt, 3 EL Zitronenessig oder Zitronensaft, 1 Prise Zucker, Salz, schwarzer Pfeffer, einige Spritzer Worcestersoße oder Sojasoße

Zubereitung

Rettich waschen, schälen und fein raspeln. Orangen schälen und filetieren. Ingwer schälen und fein reiben.

Metall	Wintrerettich in eine Schüssel geben, kräftig mit Pfeffer und
Wasser	Salz würzen.
Holz	Orangenstücke, Zitronenessig,
Feuer	Schafjoghurt,
Erde	Zucker und
Metall	Ingwer dazugeben.

Den Salat gut durchmischen, mit Worcestersoße abschmecken. Ein bis zwei Stunden im Kühlschrank durchziehen lassen.
Der Rettichsalat schmeckt trotz seiner leichten Schärfe schön fruchtig. Er ist schnell zubereitet und eignet sich als erfrischende Zwischen- oder Abendmahlzeit.

Wirkung: Löst Schleim, entgiftet, entwässert und reinigt den Darm. Fördert den Gallenfluss. Wirkt entkrampfend und beugt Gallensteinen vor. Stärkt das Immunsystem.

Feldsalat mit Roter Bete, Orangen und karamellisierten Maronen

vegetarisch

Zutaten für 4 Portionen

400 g Feldsalat, 300 g Rote Bete, 2 Orangen, 160 g küchenfertige Maronen, 1 TL natives Kokosöl, 1 EL Vollrohrzucker, Salz, schwarzer Pfeffer, 3–4 EL Traubenkernöl oder Sesamöl, 3–4 EL Zitronen- oder Himbeeressig, Orangenabrieb, nach Geschmack 200 g Ziegenfrischkäse, Vollkornbrot

Zubereitung

Feldsalat gründlich waschen, putzen und trocknen. Rote Bete schälen und fein raspeln. Orangen waschen. Abrieb einer Orange mit einer feinen Reibe herstellen. Die Orangen schälen, die Filets zwischen den Häuten herausschneiden und den Saft in einer Schüssel auffangen. Maronen halbieren.

Feuer	Pfanne mäßig erhitzen.
Erde	Kokosöl dazugeben, Maronen anbraten und mit Zucker karamellisieren.
Metall	Mit Pfeffer und
Wasser	Salz würzen. Zur Seite stellen.
Holz	Orangenfilets und
Feuer	Rote Bete in eine Schüssel geben.
Erde	Traubenkernöl,
Holz	Zitronenessig, Orangensaft
Feuer	und Orangenabrieb zugeben. Mit
Metall	Pfeffer und
Wasser	Salz würzen. Den
Feuer	Feldsalat vorsichtig unterheben.

Auf einer Platte anrichten. Die Maronen und eventuell den Ziegenfrischkäse darauf geben. Mit frischem Vollkornbrot servieren. Eine schmackhafte, fruchtig-bunte Zwischen- oder Abendmahlzeit.

Wirkung: Reinigt den Darm und entwässert. Fördert die Blutbildung. Stärkt Milz- und Nierenenergie.

Selleriesuppe mit Champignons

vegan

Zutaten für 4 Portionen

400 g Knollensellerie, 250 g Staudensellerie, 150 g Kartoffeln, 350 g braune Champignons, 1 Schalotte oder Zwiebel, 900 ml Gemüsebrühe, Salz, schwarzer Pfeffer, frisch geriebene Muskatnuss, Paprikapulver scharf, ½ unbehandelte Zitrone, 3 EL Sonnenblumenöl, frischer Thymian, 1 Prise Zucker

Zubereitung

Knollensellerie, Staudensellerie und Kartoffeln putzen, schälen, in kleine Würfel schneiden und waschen. Pilze putzen, kurz abwaschen und vierteln. Schalotte schälen, mit klarem Wasser abspülen und würfeln. Zitrone unter heißem Wasser abbürsten. Von der Schale Zitronenabrieb mit der Küchenreibe herstellen. Zitronensaft auspressen. Thymian waschen, trocknen. Blätter gegen den Strich vom Stil abziehen und hacken.

Feuer	Topf auf der Herdplatte erhitzen.
Erde	Öl dazugeben. Kartoffeln, Knollen-, Staudensellerie und
Metall	Schalotte andünsten.
Wasser	Gemüsebrühe aufgießen.

Zwölf bis 15 Minuten auf kleiner Flamme garen. Mit dem Pürierstab vorsichtig pürieren (heiß!) und/oder mit dem Passiersieb passieren.

Holz	Mit Zitronensaft,
Feuer	Zitronenabrieb, Paprika,
Erde	Zucker
Metall	Pfeffer, Muskat und
Wasser	Salz abschmecken und warm stellen.

Für die Champignons in der Zwischenzeit eine

Feuer	Pfanne erhitzen.
Erde	Öl dazugeben und Champignons wenige Minuten anbraten.
Metall	Thymian dazugeben. Mit Pfeffer und
Wasser	Salz abschmecken.

Die Suppe damit verzieren und in großen Tellern heiß servieren. Diese cremige Winterspeise ist eine vollwertige, sättigende Mahlzeit. Falls keine Pilze im Haus sind, schmeckt die Suppe auch mit gerösteten Brotwürfeln lecker.

Wirkung: Leicht verdaulich. Stärkt die Mitte (Magen und Milz). Reinigt das Blut, entschlackt und entgiftet. Kühlt Leber- und Magenhitze. Reguliert den Blutdruck und leitet Feuchtigkeit aus.

Kürbis-Apfel-Chilisuppe

vegan

Zutaten für 4 Portionen

600 g Kürbis mit Schale essbar (alle anderen Kürbisse bitte schälen), 2 Schalotten oder Zwiebeln, 2 säuerliche Äpfel, ½ Chilischote, 1 kleine Zimtstange, 600–800 ml Gemüsebrühe, 2–3 EL Sonnenblumen- oder Sojaöl, je 40 ml Rotwein und Madeira (ersatzweise weißen Portwein oder Sherry), ¼ TL Kurkuma (frisch oder gemahlen), je ein ½ TL Salz und Zucker, schwarzer Pfeffer, Muskat, Kürbiskerne, Kürbiskernöl

Zubereitung

Kürbis putzen oder schälen. In kleine Würfel schneiden, kurz abwaschen. Schalotten schälen, mit klarem Wasser abspülen und würfeln. Äpfel waschen und klein schneiden. Von der Chilischote die Kerne entfernen.

Feuer	Topf auf der Herdplatte erhitzen.
Erde	Öl dazugeben.
Metall	Schalotten,
Erde	Kürbiswürfel, Zucker, Zimtstange und
Metall	Chili andünsten.
Wasser	Salz dazugeben. Mit
Feuer	Rotwein und Madeira ablöschen und die
Wasser	Gemüsebrühe aufgießen. 10 Minuten bei mäßiger Hitze garen.
Holz	Äpfel und
Feuer	Kurkuma dazugeben.

Kurz aufkochen. Zimtstange und Chilischote entfernen. Die Suppe vorsichtig pürieren (heiß!) und/oder passieren. Mit Zucker, Pfeffer, Muskat und Salz abschmecken.

Die Kürbiskerne ohne Öl in der Pfanne bei mäßiger Hitze rösten. Die Suppe mit den Kernen und dem Kürbiskernöl verzieren und in kleinen Schüsseln heiß servieren.

Diese Kürbis-Apfel-Chilisuppe hat einen leichten, frischen Geschmack und ist eine ausgewogene leichte Mahlzeit.

Wirkung: Leicht verdaulich. Nährt die Mitte (Magen und Milz) und das Qi. Entwässert, belebt und erfrischt.

PROBIOTISCHE REZEPTE

Milchsauer eingelegte Gemüse im Glas herstellen

Schon die Chinesen, Griechen und Römer wussten um die Heilkräfte der Pflanzen und kannten den gesäuerten Kohl mit seinen wohltuenden, heilsamen Eigenschaften. Wie in vielen anderen Teilen der Erde, genießt er ebenfalls bei uns große Wertschätzung und gehört zum Alltag.

Auch in Klöstern stand früher fast täglich Kraut auf dem Speiseplan. Die Mönche waren ausgezeichnete Gärtner und die Kohlköpfe gediehen prächtig in ihren Gärten. Wegen seines hohen Nährwerts und einfachen Anbaus spielte er bald beim ganzen Volk eine große Rolle. Ihn zu Sauerkraut zu verarbeiten war die einzige Chance, den Kohl haltbar zu machen.

Captain Cook, der britische Seefahrer und Entdecker, ließ im 18. Jahrhundert sein Schiff mit einigen Tonnen Sauerkraut beladen. Seine Matrosen blieben auf der berühmten, dreijährigen Weltumseglung gesund und erkrankten nicht an dem gefürchteten Skorbut. Mit einem Pfund Sauerkraut pro Woche und Mann blieben seine Seemänner fit.

Milchsäuregärung ist ein biochemischer Prozess, aus dem Mikroorganismen hervorgehen, die Einfluss auf Aroma, Qualität und Haltbarkeit der vergorenen Lebensmittel haben. Es ist eine der ältesten Methoden, Gemüse wie den Kohl haltbar zu machen. Mindestens ebenso gut wie Weißkohl eignen sich viele andere heimische Gemüsesorten auch zum milchsauren einlegen: Blumenkohl, Bohnen, Broccoli, Fenchel, Gurken, Karotten, Knoblauch, Kohlrabi, Rettich, Rote Bete, Rotkohl, Sellerie, Spitzkohl, Tomate, Wirsing und Zwiebeln. Beim Aussuchen und Zusammenstellen der Gemüse, Kräuter und Gewürze spielen der persönliche Geschmack und Vorlieben eine wichtige Rolle. Gewürze lieber sparsam anwenden, weil sie durch das Gären intensiver werden. Nachwürzen ist jederzeit möglich.

Bitte ausschließlich kontrolliert biologisch-ökologisch angebaute Gemüse verwenden. Sonst kann es passieren, dass Milchsäurebakterien bei mit Chemie gezüchtetem Gemüse nicht zu gären anfangen und stattdessen faulen.

Für das Salz gilt: Nur naturbelassenes, unraffiniertes und unjodiertes Salz verwenden.

Wichtig: Eingelegte Gemüse maximal bis 45 °C erwärmen und nicht erhitzen, ansonsten verliert es seine heilende Wirkung.

Warum Gemüse selber einlegen?

Heutzutage sind viele Lebensmittel ausschließlich mit synthetischer Essigsäure hergestellt und eingelegt. Einschränkungen oder Begrenzungen der Höchstmenge gibt es im Lebensmittelrecht nicht. Oder sie sind keimfrei erhitzt (pasteurisiert) und in Konserven abgefüllt. Bei beiden Verfahren sterben die wertvollen Milchsäurebakterien ab. Dazu kommt, dass industriell produzierte Nahrungsmittel genormt sind und ihre natürlichen Eigenschaften in Laboren verändert werden. Für unsere Gesundheit sind sie wertlos und riskant. Sie bringen giftige Stoffe in den Körper, die dort unerwünschte Reaktionen hervorrufen. Der Körper muss sie mühsam abbauen und ausleiten. Wenn ihm das nicht gelingt, lagert er sie ein, mit weitreichenden gesundheitlichen Folgen.

Wirkung: Sauer Eingelegtes ist erfrischend und zusammenziehend. Sehr leicht verdaulich. Baut das Immunsystem auf. Stärkt die Abwehrkräfte. Entgiftet und leitet aus. Reguliert die Verdauungsarbeit. Pflegt den Darm und vitalisiert die nützlichen Darmbakterien. Enthält viel Nährstoffe und Vitamine.

Das Gemüse hat weitere Vorteile bei Nahrungsmittelintoleranzen, Allergien, Entzündungen in Magen und Darm, Verstopfung, Durchfall und Hautkrankheiten.

Wichtig: Besten gesundheitlichen Gewinn gewährleistet ein regelmäßiger Verzehr von täglich 100 bis 150 Gramm Milchsauervergorenem. Kleinkinder unter einem Jahr nicht damit füttern, da ihr Stoffwechsel noch nicht reif ist.

Lecker, gesund und schnell: Milchsaures Gemüse ist bequem, vielseitig verwendbar und schnell angerichtet, da es küchenfertig ist. Einfach zeitig vor dem Verzehr aus dem Kühlschrank nehmen. Es eignet sich als erfrischende, bunte Zugabe zu Salaten, frisch gekochtem Gemüse oder Pellkartoffeln. Besonders lecker ist es mit frischgepresstem Olivenöl und appetitlichen Kräutern. Es eignet sich als Zwischenmahlzeit oder Würzmittel für Salatsoßen und Dips. Ebenso ist es geeignet als Einlage für Suppen, Eintöpfe oder als Zugabe zu Gemüsepfannen, Nudelsoßen und Pizza. Damit die milchsauren Bakterien in unserem Darm gute Dienste leisten und nicht zerstört werden, bitte das milchsaure Gemüse nicht erhitzen. Erst ganz zum Schluss, wenn die Speisen schon auf den Tellern sind, dazugeben.

So einfach geht es: Gemüse putzen, in feine Streifen schneiden, Salz dazugeben, durchkneten bis eine Lake entsteht und das Ganze drei bis sechs Wochen gären lassen. Durch die Milchsäuregärung konserviert das Gemüse und ist lange haltbar.

Rotkohl mit Äpfeln und Möhren

vegan

Zutaten für 8 Portionen

1 kg Rotkohl, 2 Äpfel, 2 Möhren, 2 Zwiebeln, 2 Knoblauchzehen, 1 Stück frische Ingwerwurzel, naturbelassenes Berg- oder Steinsalz, sorgfältig gespülte Schraubgläser mit Deckel oder Bügelgläser, Gewichte (ich nehme dafür die Heilsteine aus meinem Regal)

Zubereitung

1. Die äußeren Blätter des Kohls entfernen, waschen, trocknen und beiseite legen. Äpfel und Möhren mit Wasser gründlich abbürsten, trocknen und raspeln. Zwiebeln, Knoblauch und Ingwer schälen und auf einer Reibe fein reiben. Danach den Kohl achteln und den Strunk entfernen. Die Kohlstücke entweder mit einem scharfen Messer in feine Streifen schneiden oder mit einem Hobel dünn hobeln. Je feiner die Streifen, desto besser. Hände nochmals gründlich waschen und gegebenenfalls geeignete Einmalhandschuhe tragen, damit sich die Hände nicht verfärben.
2. Alle Zutaten in eine große Schüssel geben und zusammen abwiegen. Vom Gesamtgewicht des Gemüses die notwendige Menge des Salzes berechnen. Der Anteil des Salzes ist für die folgenden Rezepte gleichbleibend 0,9 Prozent. Ich empfehle 0,9 Prozent Salzanteil, weil die Menge an Salz im gesunden, menschlichen Blut und den Körperflüssigkeiten exakt 0,9 Prozent beträgt. Das heißt, in einem Liter Blut sind neun Gramm Salz enthalten. Meiner Erfahrung nach hat sich das bewährt. So wird das eingelegte Gemüse später nicht zu salzig. Bitte darauf achten, die Gläser vor dem Füllen mit kochend heißem Wasser – ohne Spülmittel – gründlich auszuspülen.

Das geschnittene Gemüse mit dem Salz gut durchmengen, drücken, kneten und walken, bis richtig viel Saft (Lake) austritt. Die gesamte Menge in die gespülten und getrockneten Gläser füllen. Alles kräftig hineinpressen bis auf zwei bis drei Zentimeter, damit die milchsauren Bakterien Platz zum Ausdehnen haben. Die Lake muss das Gemüse bedecken, damit sich der Gärungsprozess ohne Sauerstoff abspielt. Zum Beschweren noch einen Stein obendrauf legen. Die Gläser fest zuschrauben, beschriften und datieren.

Um die Gärung anzukurbeln, die Gläser in den ersten drei Tagen lichtgeschützt bei Zimmertemperatur (20 bis 22 °C) aufstellen. Dafür mit einem Tuch abdecken oder in den Schrank stellen. Weil Flüssigkeit austreten kann, nicht vergessen, einen Teller darunter zu setzen. Anschließend die Gläser vier bis sechs Wochen in den Keller (14 bis 16 °C) stellen. Je wärmer das Gemüse am Anfang steht, desto saurer wird es und umso weniger Geschmack hat es, ist aber lange haltbar. Das liegt daran, dass sich der gesamte Zucker zu Milchsäure umwandelt. Kälte verlangsamt den Gärungsprozess. Hier gilt: Beobachten, ausprobieren und auf das Gefühl vertrauen. Letztendlich ist es eine persönliche Geschmackssache. Später das Eingelegte entweder im kühlen Keller oder im Kühlschrank aufbewahren.

Was geschieht in den nächsten Tagen? Es blubbert und zischt, weil sich Blasen aus Gas bilden und nach oben steigen oder sich ausdehnen, wenn das Gemüse sie einschließt. Dabei handelt es sich um Kohlenstoffdioxid, einem farb- und geruchlosen Gas aus Kohlenstoff und Sauerstoff, welches ein natürlicher Bestandteil der Luft ist. Das bewirkt ein Aufschäumen und ist der Grund dafür, dass die Gläser überlaufen, wenn sie zu voll sind. Außerdem vermehren sich die „guten" Bakterien und produzieren Milchsäure, die gleichzeitig den ganzen Inhalt des Glases konserviert. Die Gärung ist in den ersten Tagen am stärksten und ebbt dann ab. Jetzt ist es Zeit, das Eingemachte kühler zu stellen und abzuwarten.

Weißkohl mit Möhren

vegan

Zutaten für 9 Portionen

1,5 kg Weißkohl, 500 g Möhren, 1 Zwiebel, 1 Sternanis, 10 Kardamomkapseln, naturbelassenes Berg- oder Steinsalz, gespülte Schraubgläser mit Deckel oder Bügelgläser, Gewichte

Zubereitung

Weiter geht's: Siehe Punkt 2, Zubereitung von Rotkohl mit Äpfeln und Möhren.

Rote Bete mit weißem Rettich

vegan

Zutaten für 7 Portionen

1 kg Rote Bete, 1 großer Rettich, 1 Zwiebel, 1 Knoblauchzehe, 1 Stück frische Ingwerwurzel, naturbelassenes Berg- oder Steinsalz, gespülte Schraubgläser mit Deckel oder Bügelgläser, Gewichte

Zubereitung

Rote Bete und Rettich mit Wasser gründlich abbürsten, trocknen und feine Scheiben hobeln. Zwiebel, Knoblauch und Ingwer schälen und auf einer Reibe fein reiben. Weiter geht's: Siehe Punkt 2, Zubereitung von Rotkohl mit Äpfeln und Möhren.

Sellerie mit Äpfeln und Möhren

vegan

Zutaten für 4 Portionen

500 g Knollensellerie, 2 Äpfel, 2 Möhren, 1 Stück frische, geriebene Ingwerwurzel, etwas Zitronenabrieb, 1–2 TL Honig, naturbelassenes Berg- oder Steinsalz, gespülte Schraubgläser mit Deckel oder Bügelgläser, Gewichte

Zubereitung

Sellerie, Äpfel und Möhren mit Wasser gründlich abbürsten, trocknen. Sellerie schälen. Alles fein raspeln, mit Ingwer, Zitronenabrieb und Honig in eine Schüssel geben.

Weiter geht's: Siehe Punkt 2, Zubereitung von Rotkohl mit Äpfeln und Möhren.

Mediterranes Gemüse

vegan

Zutaten für 4 Portionen

1 große Zucchini in 3 x 3 cm Würfel schneiden, jeweils 1 rote und grüne Paprika in Streifen schneiden, 1 gestückelte Zitrone, 1–2 geschälte Knoblauchzehen, mediterrane Kräuter wie Rosmarin, Zitronenthymian, 1 Liter abgekochtes Wasser, 25 g Salz, großes, heiß ausgespültes Schraubglas mit Deckel oder Bügelglas, Gewicht

Zubereitung

Im noch heißen Wasser das Salz auflösen, abkühlen lassen. Im sauberen Glas die geschnittenen Gemüse und Kräuter schichten und mit der abgekühlten 2,5-prozentigen Salzlake auffüllen. Gewicht drauflegen, Glas verschließen und datieren. Bei Zimmertemperatur sieben bis acht Tage dunkel aufstellen. Danach drei bis vier Wochen lang kühl stellen. Nach dem Öffnen im Kühlschrank aufbewahren. Die wertvolle Lake nicht wegschütten, sondern zum Würzen verwenden.

Auch für Einlegegurken eignet sich diese einfache Zubereitungsart. Klassische Gewürze sind Senfsamen, Zwiebeln, Knoblauch, Dill, Estragon und Pfefferkörner.

Weitere Gemüse, die geeignet sind: Radieschen, Tomaten, Gemüsepaprika, Gewürzpaprika, Zucchini, Möhren, Wurzelgemüse wie Pastinaken und Petersilienwurzel.

Trinkempfehlungen

Täglich klares, reines Wasser ohne Kohlensäure ein bis zwei Minuten abkochen und warm trinken. Das wirkt wohltuend, reinigt, stärkt Magen und Milz (die Mitte).

Oder klares, reines Wasser ohne Kohlensäure abkochen und mit einigen Spritzern frisch gepressten Zitronensaft warm trinken. Das schmeckt gut, erfrischt und desinfiziert krankmachende Keime.

Zur Abwechslung abgekochtes klares Wasser ohne Kohlensäure mit ein bis zwei Scheiben frischem Ingwer trinken. Bitte vormittags trinken, weil Ingwer belebt und den Schlaf stören kann. Auch wärmt er den Körper und ist nicht für Menschen mit Hitzesymptomen geeignet.

Kräutertees und grüner Tee ausschließlich in Bioqualität kaufen. Davon täglich ein bis maximal zwei Tassen trinken. Grüner Tee hat kühlende Eigenschaften und ist für Menschen mit Kältesymptomen auf Dauer nicht geeignet.

Eine pikante, leckere und stärkende Alternative zu Wasser und Tee ist eine selbstgekochte Gemüsebrühe aus frischen Zutaten.

10. Chinesische Massagen lösen Blockaden und beugen vor

Die Chinesische Massage eignet sich gut zur Selbstbehandlung und ist leicht zu erlernen. Dadurch ist sie wie geschaffen, um sich vor Krankheiten zu schützen und die kleinen Beschwerden des Alltags zu heilen. Aber es ist schier unmöglich, überdehnte Venen in ihren ursprünglichen, gesunden Zustand umzukehren. Deshalb sind konsequentes Vorbeugen, eine regelmäßige Kontrolle und das Entfernen der Krampfadern mit der Kochsalztherapie (siehe Seite 70) im frühen Stadium wichtig.

Übrigens: Der Druck auf Krampfadern wird durch chronische Verstopfung, Blähungen, Myome, Endometriose und Tumore verstärkt. Außerdem gibt es Varizen im Beckenbereich, die diese Krankheiten auslösen und chronische Schmerzen im Unterbauch mit körperlicher Erschöpfung, Menstruationsstörung und Unfruchtbarkeit verursachen können. Etwa 20 Prozent der Männer leiden an Varikozele (Krampfadern im Hoden). Bei 30 Prozent der Betroffenen führt das zu Unfruchtbarkeit.

Mit ein paar grundlegenden Kenntnissen und Handgriffen lassen sich manche Beschwerden gut lindern. Die Punkte, die sich auf der Haut befinden, sind über die Meridiane mit dem Körperinneren und den Organen verbunden. Wir fühlen die Punkte an den Kuhlen und vertieften Stellen. Darüber erreichen wir tiefere Körpergewebe, aktivieren Blut-, Lymph- und Energiefluss und bewirken, dass Gewebe und Organe gut funktionieren. Zusätzlich reguliert sich das Nervensystem und die Haut wird besser durchblutet. Ebenso ist es möglich, schmerzende Areale oder Punkte zu behandeln. Das Ziel: Qi-Blockaden lösen, Blutfluss herstellen und krankes Qi ableiten.

Akupressurpunkte auffinden

Akupunktur- und Akupressurpunkte sind gleich. Vorteil der Akupressur: Jeder kann sie bei sich selbst anwenden. Fehler in der Ausübung haben keine Nachteile. Eventuell bleibt die Behandlung erfolglos, aber man wird um einige Erfahrungen reicher.

Die Beine von unten nach oben und von innen nach außen mit Gefühl und leichtem Druck abtasten. Manche Stellen und Punkte sind wahrscheinlich druckempfindlich oder schmerzhaft. Die TCM nennt diese Schmerzpunkte „Ashi-Punkte". Sie stimmen nicht unbedingt mit den Punkten auf den Meridianen überein.

Die typischen Akupunktur- oder Meridianpunkte liegen auf den Energiebahnen und sind in den Mulden zwischen Muskeln, Sehnen und Knochen gut aufzuspüren. Auch sind sie leicht zu ertasten, da sie erfahrungsgemäß druckempfindlich oder schmerz-

Bei der chinesischen Massage werden die Punkte an den Kuhlen und vertieften Stellen des Körpers gefühlt.

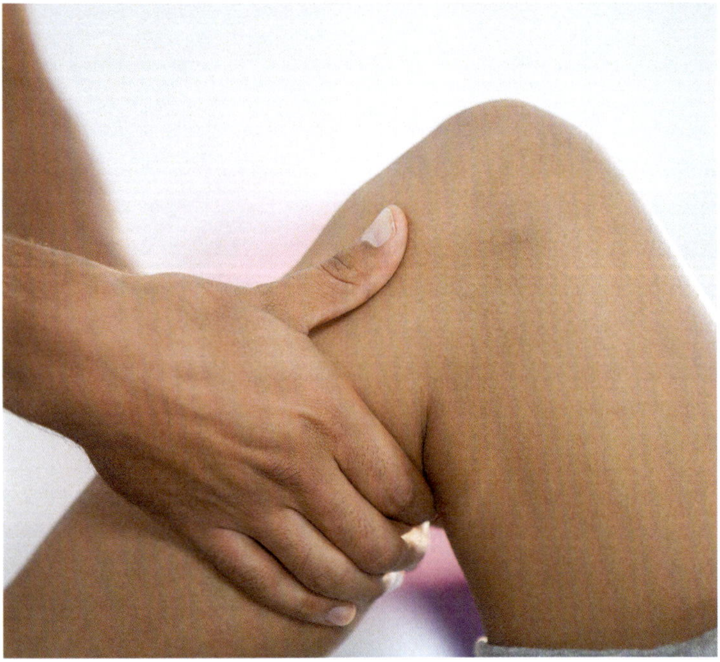

haft sind. Selbst wenn sie nicht schmerzhaft sind, sollten sie massiert werden. Mit etwas Übung und Erfahrung wird die Massage leichter von der Hand gehen und sich positiv auf die Gesundheit auswirken.

Wie und wann massieren

Zuerst die linke Körperseite behandeln. Punkt für Punkt massieren oder die Schmerzpunkte aufsuchen. Dafür die Kuppe vom Daumen mit mäßigem Druck auf den Punkt legen. Mit Kraft den Druck erhöhen, bis ein ziehendes Gefühl entsteht. Nun 36-mal linksherum und 36-mal rechtsherum kreisen. Dabei drücken und reiben oder kneten. Jeden Punkt auf diese Art und Weise bearbeiten. Meiner Erfahrung nach eignet sich diese Technik für viele Patienten. Sie ist unkompliziert und lindert. Ein festerer Druck wirkt ableitend, ein sanfter Druck stärkend. Stark schmerzende Stellen sanft massieren, die unempfindlichen mit stärkerem Druck. Dabei bewusst auf das eigene Gefühl achten. Bei stark ausgeprägten und weichen Krampfadern nur leicht oder daneben massieren. Anschließend genauso am rechten Bein wiederholen. Es wird sich ein angenehmes, behagliches Gefühl einstellen. Geübte können mit der rechten und linken Hand beide Beine gleichzeitig massieren. An den Füßen ist das schwieriger.

> **!** Eine Selbstmassage lindert und hilft bei akuten Beschwerden und lässt sich fast überall durchführen.

Eine entspannte Atmosphäre unterstützt die wohltuende Anwendung. Vorher ein paar Minuten im Stehen ruhig in den Unterbauch ein- und ausatmen. Für den Anfang ist eine lockere Sitzposition auf einem bequemen Stuhl, Sessel oder Boden geeignet. Später kann in vielen Situationen massiert werden, beispielsweise vor einer roten Ampel, im Stau oder als Beifahrer. Tägliches Massieren ist die Basis für ein positives Ergebnis. Nach einer großen Mahlzeit ein bis zwei Stunden mit der Massage warten.

In diesen Fällen besser nicht massieren:

- Tiefe Beinvenenthrombose
- Entzündung der Venen oder Krampfadern
- Akute Infektionskrankheit, fiebriger Erkrankungen
- Akute rheumatischer Entzündung
- Geschwüre, Ekzemen und offene Beinen
- Verletzte, entzündete oder verbrannte Hautstellen
- Schwere Herz-Kreislauferkrankungen
- Karzinome und schlechter Allgemeinzustand
- Schwangerschaft

!

Gute Grafiken zu den beschriebenen Meridianpunkten finden Sie hier:

www.akupressur-punkte.de

Auswahl der Akupressurpunkte

Die Auswahl der folgenden Meridianpunkte stützt sich auf meine langjährige Erfahrung als TCM-Therapeutin. Sie gehören zu den am häufigsten verwendeten Punkten in der Behandlung mit Akupunktur. Bei diesen Punkten handelt es sich um wichtige Basispunkte, die jeder TCM-Therapeut kennen sollte. Die Namen der Punkte sind nicht zufällig entstanden, sondern haben tiefe Bedeutung. Beispielsweise beziehen sie sich auf Himmel, Erde und Dinge oder sie geben die anatomische Lage, ihre Anwendungsgebiete und Wirkung preis.

Magen 36 – Zusanli (Drei Meilen-Fuß) liegt vier fingerbreit unterhalb der Kniescheibe, ein fingerbreit vom Schienbein nach außen. Fördert die Blutzirkulation. Lindert Schmerzen im Bein und Kniegelenk. Gegen Ödeme, Schwellungen. Stimuliert das Immunsystem und tonisiert das Qi.

Magen 44 – Nei Ting (Innerer Hof) liegt zwischen dem zweiten und dritten Zeh in der Mulde des Schwimmhautrands. Wirkt bei Schmerzen und Schwellungen des Fußrückens.

Milz 6 – Sanyinjiao (Treffen der drei Yin) liegt vier fingerbreit über der Spitze des Innenknöchels. Hilft bei Bewegungseinschränkungen, Empfindungsstörungen, Schmerzen und Lähmungen der unteren Gliedmaßen. Gegen Blähungen, Verdauungsstörungen und Unterleibsschmerzen. In der Schwangerschaft verboten!

Milz 9 – Yin Ling Quan (Quelle des Yin) liegt unterhalb des mittleren Schienbeingelenkkopfes unter der Kniescheibe. Bei Wasseransammlungen der unteren Gliedmaßen, Blähungen, Menstruationsstörungen und Schmerzen im Bereich des Kniegelenks.

Milz 10 – Xuehai (Meer des Blutes) liegt bei gebeugtem Knie drei fingerbreit über der mittleren Kante der Kniescheibe auf dem inneren Oberschenkel. Er nährt, reguliert, kühlt und bewegt das Blut. Er fördert den Kreislauf, beseitigt Stauungen und stärkt das Blut. Bei Schmerzen am Innenteil des Oberschenkels, Geschwüren, Juckreiz und Ekzemen.

Die linke Abbildung beschreibt, wie die Meridiane gefunden werden können. Das Foto zeigt die Akupressurstelle Ma 36, vier fingerbreit unterhalb der Kniescheibe.

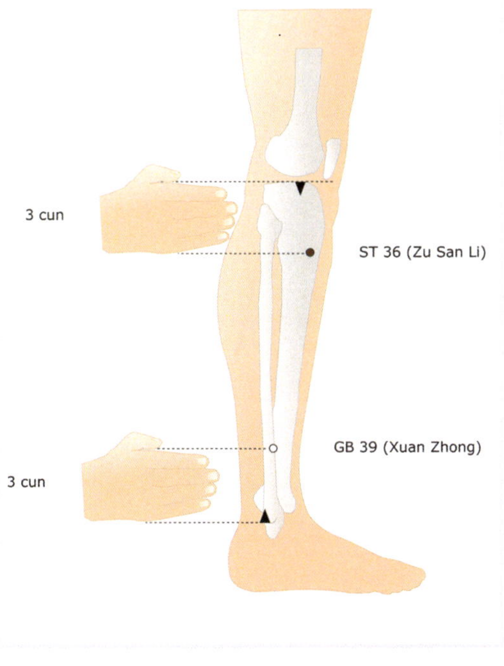

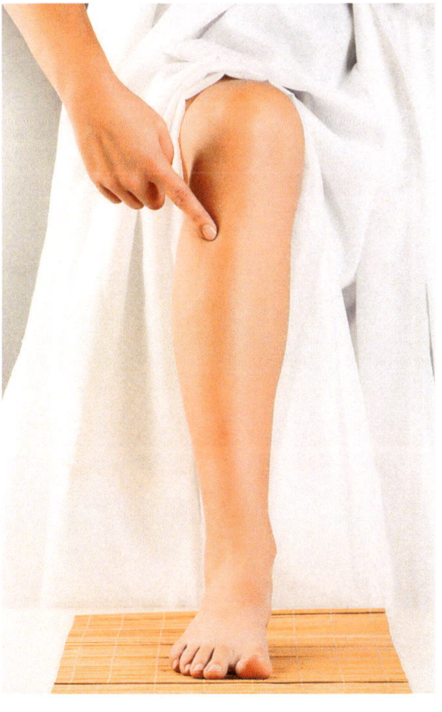

Blase 57 – Chengshan (Bergstütze) liegt in der Wadenmitte in der Vertiefung unter dem Wadenmuskel. Bei Wadenkrämpfen, schmerzenden und müden Beinen, ebenso bei eingeschränkter Bewegung der Beine, LWS-Beschwerden, Verstopfung und Hämorrhoiden. Er harmonisiert die Därme.

!

Mit der genauen Beschreibung der Lage lassen sich Akupressurpunkte schnell auffinden.

Blase 40 – Weizhong (Mitte der Beuge) liegt in der Mitte der Kniekehle. Fördert den Stoffwechsel, gegen Rückenschmerzen, LWS- und Hüftbeschwerden. Bei Knieschmerzen, Empfindungsstörungen und Einschränkung der Bewegung. Lindert Schwellungen und Schmerzen der unteren Gliedmaßen. Fördert den Blutfluss.

Blase 60 – Kunlun (Kunlun Gebirge in Tibet) liegt zwischen dem äußeren Fußknöchel und der Achillessehne. Einer der wichtigsten Schmerzpunkt fürs Bein. Bei Schwellungen und Schmerzen im Unterschenkel und im Bereich des Sprunggelenks. In der Schwangerschaft verboten!

Niere 1 – Yongquan (Sprudelnde Quelle) liegt zwischen dem vorderen und mittleren Drittel auf der Fußsohle mittig in der Mulde. Stärkt die Nierenenergie, baut Yuan Qi (Ursprungskraft) auf, beruhigt den Geist, hilft bei Depressionen und heißen Fußsohlen.

Niere 3 – Taixi (Große Schlucht) liegt zwischen dem inneren Fußknöchel und der Achillessehne. Störungen im Bereich des Sprunggelenks. Bei allgemeiner Müdigkeit. Fördert den Blut- und Energiefluss.

Gallenblase 34 – Yang Ling Quan (Quelle am Yanghügel) liegt in der Mulde vor dem Kopf des Wadenbeins. Schmerzen und Taubheit der unteren Gliedmaßen, Spannungsgefühl, Schweregefühl. Schmerzen in der Wadenmuskulatur, im Unterschenkel, Schwellung, Schmerzen des Knies.

Leber 3 – Tai Chong (große Verkehrsader) liegt in der Mulde am Übergang vom ersten und zweiten Mittelfußknochen oder vier fingerbreit vom inneren Fußknöchel Richtung Zehengrundgelenke. Wirkt bei Krämpfen, Steifigkeit und Schwellungen am Fuß.

Dienergefäß 6 – Qi Hai (Meer des Qi) liegt zwei fingerbreit unterhalb des Bauchnabels auf der Mittellinie. Wichtigster Punkt bei Energieleere, besonders bei chronischen Erkrankungen. Bei Verstopfung, Blähungen, Schmerzen und Ödemen.

Lenkergefäß 4 – Ming Men (Tor des Lebens) liegt gegenüber vom Bauchnabel auf dem Rücken unterhalb des zweiten Lendenwirbels. Tonisiert Niere und Blase. Stärkt die Lebenskraft (Yuan Qi). Reguliert Qi und Blut. Bei Schmerzen und Krämpfen im Bereich der Beine, LWS-Beschwerden, Rückensteifigkeit, Ichiasschmerzen, Hexenschuss, Unterleibsschmerzen, Hämorrhoiden, Menstruationsstörungen, Endometriose. Kalten Händen und Füßen.

Effektive und schnelle Massagen zwischendurch

Am Fuß konzentrieren sich alle Leitungen, Blut- und Energiewege, Lymphgefäße, ebenso die Nervenbahnen des Körpers. Deshalb ist seine Beweglichkeit für den ganzen Körper wichtig.

Die Massage anwenden bei Schwäche, Schwellungen und Stau in den Unterschenkeln. Fördert Blut- und Energiefluss in den Beinen. Jeweils morgens und abends massieren. Wohltuend vor der

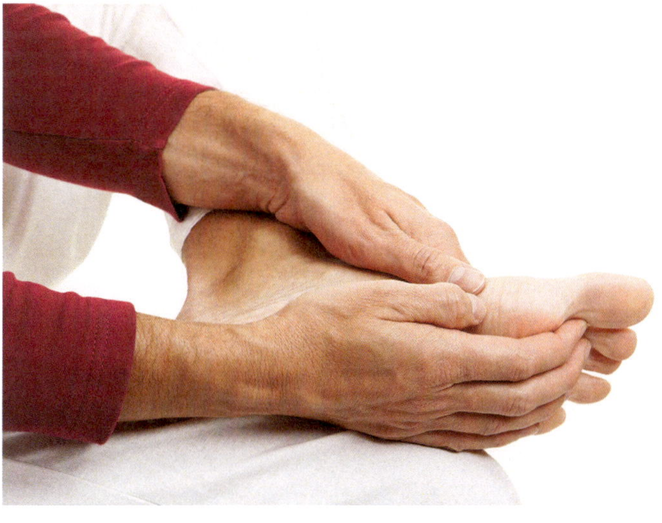

Zu Beginn der Fußmassage die Füße gut reiben.

Massage am Abend ist ein 40 °C temperiertes, zehnminütiges Fußbad mit zwei Esslöffeln Essig oder einem Esslöffel Speisesalz als Zusatz.

Für die Massage auf einen Stuhl, Bettkante oder Fußboden setzen. Zuerst mit der rechten Handfläche die linke Fußsohle 108-mal reiben. Dann mit der linken Handfläche die rechte Fußsohle 108-mal reiben. Anschließend die große Zehe und zweite Zehe 36-mal gegenläufig aneinander reiben. Nun die zweite mit der dritten Zehe, die dritte mit der vierten und zum Schluss die vierte mit der fünften jeweils 36-mal massieren. Zuerst die linken Zehen, dann die rechten.

Wie oben beschrieben sitzen. Den Daumen vom inneren Knöchel entfernt drei fingerbreit am Rand der Achillessehne mit Kraft drücken, bis ein ziehendes Gefühl entsteht. Anschließend mit der Handfläche 108-mal auf- und abreiben.

11. Venen-Qigong – alles fließt!

!

Qigong üben stärkt den Energie- und Blutfluss in Körper und Venen.

In der Natur ist alles ständig im Fluss. Stillstand gibt es nicht. Und in ihr wirkt immerfort eine gewaltige Kraft. Sie steuert den Lauf der Dinge, Sonne, Mond, Sommer, Winter, Ebbe, Flut, die Lebewesen auf der Erde, Wachstum der Pflanzen sowie das Wohlergehen des Menschen. Mit dieser Qi-Kraft kann der Mensch Krankheit, Alter und vieles mehr überwinden.

Qigong ist eine der chinesischen Tradition entstammende Heil- und Selbstheilmethode, bei der Atem, Bewegung und Vorstellungskraft eingesetzt werden, um Herz-, Kreislauf- und Nervenerkrankungen zu behandeln. Wörtlich übersetzt bedeutet Qi Naturkraft, Lebenskraft und Gong Arbeit, Übung, auch Macht und Kraft. Dahinter steckt eine enorme Kraft oder Energie, die wir bewusst aktivieren können. Mit ihr stärken wir innerlich das Qi und äußerlich bauen wir Knochen, Muskeln und Sehnen auf.

Qigong fördert den Energie- und Blutfluss im Körper, stimuliert die inneren Organe. Störungen der Lebenskraft führen zu Schwäche und Krankheit. Den inneren Arzt haben wir alle in uns. Wir brauchen ihn nur zu aktivieren. Qigong gehört zu den natürlichen Therapien der chinesischen Medizin und zeigt bemerkenswerte Erfolge. Es lässt sich jederzeit in den Alltag einbauen und ist damit interessant für alle Berufstätigen. Regelmäßiges Üben fördert Leichtigkeit, Ausdauer und die Balance zwischen Anspannung und Entspannung. Zweimal täglich zehn Minuten ausgeführt stärkt Qigong die Beine und fördert die Blutzirkulation in den Venen. Zusätzliche Geräte sind nicht erforderlich. Mit bequemer Kleidung und barfuß macht es noch mehr Spaß. Um den Stoffwechsel anzuregen vor und nach dem Üben einen viertel Liter warmes Wasser trinken (siehe Seite 114).

!

Ohne zusätzliche Geräte macht Qigong üben Spaß und eignet sich ausgezeichnet für Berufstätige.

Das folgende Qigong-Programm hat sich in der täglichen Praxis bei schwachen Beinen und Venen bewährt. Angenehmer Nebeneffekt: Es macht fit, trainiert die Muskulatur des Beckenbodens und wirkt gleichzeitig gegen schmerzhafte und steife Knie- oder Sprunggelenke.

Qigong-Programm

Schulterbreit, entspannt und aufrecht stehen. Wirbelsäule und Kopf sind aufrecht im Lot, wie an einem seidenen Faden aufgezogen. Den Rücken gerade aufrichten. Die Schultern und Ellenbogen hängen locker nach unten. Die Handflächen liegen an den Seiten der Oberschenkel. Die Taille bleibt beweglich. Die Knie flexibel und leicht beugen. Das Körpergewicht gleichmäßig verteilen. In die Mitte kommen und lockerlassen. Oben, unten, rechts und links ausgleichen. Der Blick geht geradeaus. Die Bewegungen sind ruhig und fließend. Gleichmäßig tief ein- und ausatmen, dabei lächeln.

Qi und Blut zirkulieren

Entspannt und aufrecht stehen. Füße parallel und schulterbreit aufstellen. Die Fußspitzen zeigen leicht nach innen. Wirbelsäule und Kopf sind aufrecht, der Rücken gerade. Schultern, Arme und Ellenbogen hängen entspannt nach unten. Die Knie flexibel und leicht beugen. Die Zungenspitze berührt den Gaumen. Das Körpergewicht ruht gleichmäßig auf beiden Beinen. Gleichmäßig ein- und ausatmen und sich auf die beiden Punkte Blase 40 – Weizhong (Mitte der Beuge) in den Kniekehlen konzentrieren (siehe Seite 120). Dabei vorstellen und fühlen, wie Qi und Blut zirkulieren. Morgens und abends jeweils fünf bis zehn Minuten.

Wirkung: Gegen Bein- und Fußkrämpfe, Entzündung in Venen und Gelenken. Stärkt die Beine. Fördert die Konzentration und Ausdauer.

Meridiane klopfen

- Mit der rechten Handfläche oder Faust sanft in der Mitte des Brustbeins beginnen und zur linken Schulter klopfen.
- Weiter über die Innenseite des Arms nach unten bis zur Handfläche und an der Außenseite zurück. Insgesamt dreimal wiederholen. Zurück zum Brustkorb.
- Jetzt mit der linken Hand zur rechten Schulter klopfen. Weiter über die Innenseite des Arms nach unten bis zur Hand und an der Außenseite nach oben klopfen, dreimal wiederholen.
- Danach mit beiden Händen vom Brustkorb zum Unterbauch klopfen und dreimal wiederholen.
- Weiter mit den Fingerspitzen von der Stirn über den Oberkopf bis zum Nacken klopfen und vom Nacken über die Schläfen nach vorne zur Stirn zurück. Insgesamt dreimal.
- Beide Hände auf den Rücken oberhalb der Taille (Nieren) legen. Von den Nieren über das Gesäß, auf den Rückseiten der Beine bis zu den Füßen und an den Innenseiten der Beine zurück nach oben klopfen.

- Von der Hüfte an den Außenseiten der Beine (Hosennaht) nach unten zu den Füßen und an den Innenseiten zurück nach oben klopfen.
- Zum Schluss über die Vorderseiten der Beine nach unten zu den Füßen und an den Innenseiten zurück nach oben bis zum Unterbauch klopfen.
- Den Bauch von unten nach oben und von oben nach unten klopfen. In gleicher Weise die Flanken klopfen. Jeweils dreimal.
- Zum Schluss den Körper ausschütteln. Die Arme um den Körper pendeln.
- Die Beine zusammenstellen, Hände vor die Brust (Gebetshaltung) und ein bis drei Minuten in völliger Ruhe entspannt stehen. Beim Atmen vorstellen, dass alle Hautporen und Körperzellen sich öffnen, frisches Qi einatmen und das Verbrauchte abgeben.

Wirkung: Erfrischt und belebt. Aktiviert alle Energie-, Blut und Lymphbahnen. Gegen Müdigkeit und Schweregefühl. Die Übung einmal täglich morgens oder bei Bedarf durchführen.

Klopfen mit Energie-Magnetfeldkamm

Der Magnetfeldkamm fördert das Wohlbefinden und hilft, die Selbstheilungskräfte zu aktivieren. Zwischen den Noppen, die den Druck bei der Massage verstärken, befinden sich zehn Magnetsteine. Durch das Klopfen, Streichen und Kämmen wirken die Magnetsteine auf die Energiebahnen im Körper. Das aktiviert den Blutkreislauf und entschlackt das Bindegewebe. Blockaden lösen sich, Energie kann ungehindert fließen. Ausdauernd angewendet hält er fit und mobil.

Anwendung: Täglich ein- bis dreimal und fünf bis zehn Minuten lang die Reflexzonen (Fuß, Hand, Kopf), Meridiane oder die Stellen damit abklopfen, die verspannt, hart und schmerzhaft sind.

!

Video zur Klopfübung: www.bosun.de

Wirkung: Durchblutet den ganzen Körper und die Haut. Löst Spannungen und Schmerzen. Gegen Stress und Müdigkeit. Massieren am Kopf regt die Haarwurzeln an und fördert den Haarwuchs. Beugt Gelenkbeschwerden vor. Hält Körper und Geist in Schwung.

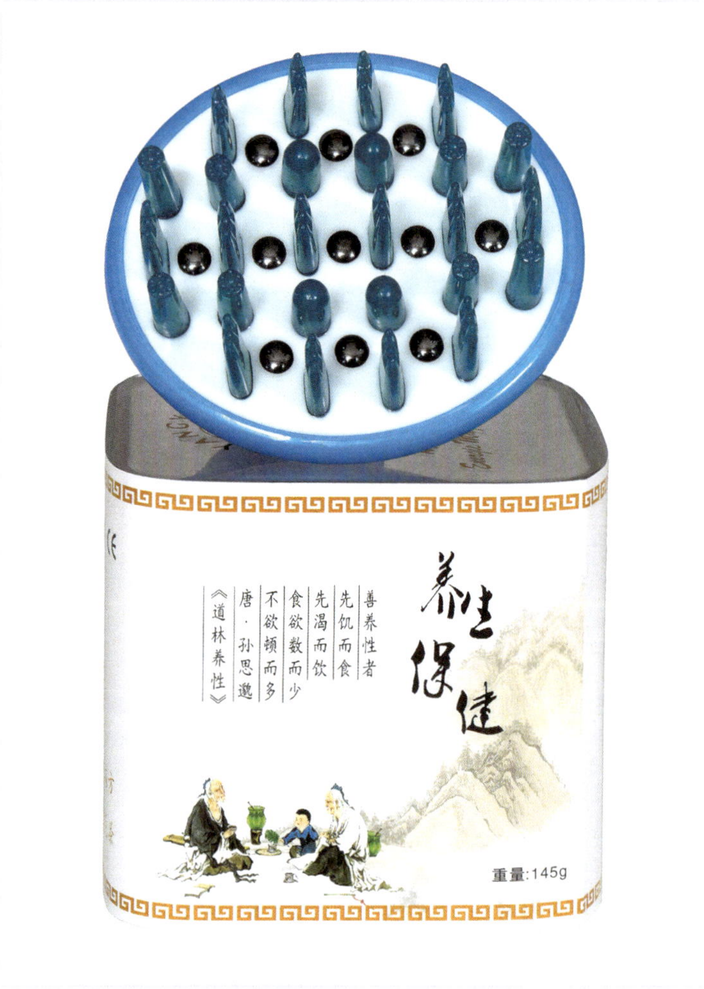

Ein Magnetfeldkamm fördert das Wohlbefinden und hilft, die Selbstheilungskräfte zu aktivieren.

Reiterübung

Beine mehr als hüftbreit grätschen. In die Hocke gehen, die Knie fast im rechten Winkel beugen. Oberkörper und Wirbelsäule bleiben aufrecht im Lot. Das Gewicht liegt auf der Körpermitte. Den Kopf etwas nach unten neigen. Die Zunge berührt den harten Gaumen. Die Handflächen vor der Brust zur Gebetshaltung aufeinander legen. Ellenbogen bis zur Schulterhöhe anheben, gleichzeitig die Fingerspitzen nach vorne drehen und zur Brust hin ausrichten. Die Kniegelenke bleiben locker und schwingen mit und acht- bis zwölfmal tief ein- und ausatmen. Das Blut und Qi dabei durch den Körper leiten und zweimal täglich üben.

Wirkung: Die Übung im Laufe der Zeit auf 20 oder 30 Atemzüge ausdehnen. Kräftigt den ganzen Bewegungsapparat mit Muskulatur. Stärkt Rücken, Beine und Füße mit ihren Gelenken. Schult das Gleichgewicht.

Knie kreisen

Entspannt und schulterbreit stehen. Leicht in die Hocke gehen, Knie beugen und die Handflächen fest auf die Knie legen. Kopf und Wirbelsäule bilden eine Linie. Mit den Knien neunmal von innen nach außen und umgekehrt neunmal von außen nach innen kreisen. Danach die Beine zusammenstellen und neunmal im Uhrzeigersinn und neunmal entgegen kreisen.
Ein- bis zweimal täglich üben.

Wirkung: Stärkt die Beine und Gelenke. Entspannt Knie und Knöchel. Gegen taube und geschwollene Gliedmaßen und Schmerzen in den Kniegelenken.

Qi und Blut aktivieren

Auf einem Stuhl aufrecht sitzen, entspannen und gleichmäßig atmen. Das linke Knie anheben. Mit beiden Händen den linken Unterschenkel umfassen und zwölfmal kräftig zum Bauch ziehen. Dabei die Zehen anheben, um das Blut in Herzrichtung zu befördern. Anschließend die Übung mit dem rechten Bein ausführen. Ein- bis zweimal täglich üben.

Wirkung: Gegen Schmerzen, Blutstau und Verhärtungen unterhalb der Knie. Fördert den Durch- und Energiefluss in den Beinen.

Schüttelübung

Schulterbreit und aufrecht stehen. Die Füße sind parallel. Die Fußspitzen leicht nach innen zeigend, auch wenn die Position am Anfang unbequem ist. Das kann bei Fehlstellungen der Füße oder Gelenke der Fall sein. Rücken und Kopf gerade halten. Den Blick gerade ausrichten. Die Knie leicht beugen. Schultergelenke und Arme frei und locker hängen lassen. Die Handflächen zeigen zu den Oberschenkeln. Jede Anspannung loslassen und entspannen. Allen Gelenken Raum geben. Den ganzen Körper – von den Zehen bis in die Haarspitzen – lockerlassen. Achtmal ruhig und gleichmäßig in den Unterbauch ein- und ausatmen. Aus den Beinen heraus langsam den ganzen Körper 108-mal locker schütteln. Dabei gleichmäßig weiter atmen und gedanklich das Qi durch den ganzen Körper leiten.

Wirkung: Die Übung ist leicht und zu jeder Zeit durchführbar. Sie schult das Gleichgewicht. Sie hilft bei verspannter Muskulatur, stärkt Knochen und Gelenke. Fördert die Blutzirkulation durch den ganzen Körper und macht den Kopf frei.

Qi durch den Körper leiten

Locker und aufrecht stehen. Die Füße sind parallel und schulterbreit. Wirbelsäule, Kopf, Rücken aufrecht und gerade halten. Schultern, Arme und Ellenbogen hängen locker runter. Die Handflächen berühren die Oberschenkel. Die Zungenspitze an den Gaumen legen. Das Körpergewicht gleichmäßig auf beide Beine verteilen.

Entspannen und den Oberkörper nach vorne neigen. Mit den Händen die Zehen umfassen und nach oben ziehen. Die Beine gestreckt lassen und sechsmal tief ein- und ausatmen.

Wieder aufrichten. Bewusst auf den Qi-Fluss konzentrieren und durch den Körper leiten: Es fließt vom Dammpunkt über Vorder- und Innenseiten der Beine zu den Fußsohlen, über die Außenknöchel entlang der Außen- und Rückseiten der Beine bis zum unteren Rücken. Weiter entlang der Wirbelsäule, zum Kopf, über Schultern, Arme, Hände, Brust und Unterbauch.

Anschließend auf dem Boden sitzen, die Beine ausstrecken, Oberkörper nach vorne neigen und mit den Händen die Zehen umfassen und zurückziehen. Dabei sechsmal ein- und ausatmen. Den Oberkörper aufrichten und in Gedanken das Qi nochmal wie vorher durch den Körper schicken.

!

Tägliches und regelmäßiges Üben stärkt die Konzentration und die Entspannung.

Wirkung: Gleicht Yin und Yang aus. Stärkt Knochen, Muskeln, Sehnen, Bänder und Gefäße. Gegen Schwellungen, Verdickungen und Aussackungen. Zweimal täglich üben.

12. Chinesische Heilpflanzen und Kräuterrezepturen

Mit ihrer tausendjährigen Geschichte ist die Arzneimitteltherapie die wichtigste und traditionellste Behandlungsform der chinesischen Medizin. Klassisch werden Kräuter nach Geschmack, Wirkrichtung und thermischen Eigenschaften beschrieben und zusammengestellt. Die Drogen bestehen aus getrockneten Pflanzenteilen wie Wurzeln, Stängeln, Blüten, Blättern, Rinden oder Samen. Auch Mineralien und Substanzen aus dem Tierreich wie Horn oder Muschelschalen fließen in die Rezepturen mit ein. Je nach Inhaltsstoffen wirken sie auf die Energieleitbahnen und deren Organe aufbauend, ableitend, beruhigend oder ausgleichend. Patienten profitieren anders von dieser Therapieform als bei der Akupunktur, die Qi und Blut reguliert. Die Arzneikräuter stellen mittel- bis langfristig das Gleichgewicht von Yin und Yang wieder her. Das geschieht, indem sie Mangel- und Füllezustände sowie Kälte- und Hitzesymptome ableiten, umwandeln, auffüllen und harmonisieren.

Bei einem Krampfaderleiden ist nicht allein der Blutkreislauf gestört (siehe Seite 90). Auch der Energiefluss in den Meridianen Milz, Magen, Leber, Gallenblase, Niere und Blase sowie in den dazugehörigen Organen ist blockiert. Wer sich für eine intensive Kräutertherapie entscheidet, dem empfehle ich, einen erfahrenen TCM-Spezialisten aufzusuchen. Um die Ursachen abzuklären ist eine Anamnese notwendig. Auch eine Puls- und Zungendiagnose geben Aufschluss über den Gesundheitszustand des Patienten. Dabei sind die folgenden acht Leitkriterien wichtig: Yin-Yang-Syndrome, Mangel – Fülle, Kälte – Hitze sowie äußere und innere Einflüsse. Zu den äußeren Einflüssen gehören Klima, Umwelt oder Elektrostrahlen. Zu den inneren zählen chronische Krankheiten, seelische Störungen, Stress oder falsche Ernährung. Danach stellt der Therapeut eine individuelle Kräuterrezeptur zusammen.

Chinesische Kräuterrezepturen

Die nachfolgenden Kräuterrezepte stammen von Hai Yun Sun (1929–2011). Er war Kräuterspezialist und Professor für Traditionelle Chinesische Medizin und Vater von Bo Sun, meinem chinesischen Kollegen. Hai Yun Sun hat die Rezepturen auf die Symptome der Menschen aus westlichen Industrieländern mit Zivilisationskrankheiten abgestimmt. In unserer Praxis wenden wir sie zur Vorbeugung seit Jahren erfolgreich an.

Zusammen mit der folgenden Kräuterliste geben die Rezepturen einen Einblick in die komplexe Welt der chinesischen Kräuterheilkunde. Im Einzelnen beschreibe ich, welche Symptome und Disharmonien zu den Rezepturen passen und wie die Kräuter wirken. Das Herstellen eines Kräuterauszugs ist bei allen nachfolgenden Tees gleich und ist im Anschluss beschrieben.

Krampfadern sind nicht alle gleich. Sie haben unterschiedliche Ursachen und Begleiterscheinungen. Welcher Tee zu welchem Menschen passt, hängt vom Symptomkomplex ab. Die Beschreibungen der Tees geben darüber Aufschluss.

Einige dieser Kräuter verwenden die Chinesen täglich. Sowohl als Heilkräuter für Gesundheit und Wohlbefinden, als auch zum Würzen in der Küche. Sie nehmen positiven Einfluss auf Körper, Seele, Geist, die Meridiane und zielen auf den Ausgleich von Yin und Yang ab. Die genannten Tees wirken vorbeugend und ich empfehle, die ausgewählte Rezeptur erst in einer kleinen Menge auszuprobieren. Schwangeren und Stillenden rate ich grundsätzlich davon ab, die Tees anzuwenden!

!

Für eine chinesische Kräuterrezeptur fließen bei der Puls- und Zungenanalyse acht Leitkriterien mit ein.

Chinesische Teemischungen und wie sie wirken

Schätzetee	Wirkung	Rezept
Entgiftet über das Lymphsystem die Lymphe selber und wird bei Krankheiten des Stoffwechsels mit Hitze in Magen, Leber, Lunge oder Dickdarm verschrieben. Er hilft bei Ödemen, Geschwüren, Schwellungen und tumorösen Prozessen. Auch bei Krankheiten mit viel Hitze wie Infektionen, infizierte Insektenbisse, Entzündungen, Ekzeme oder Vergiftungen.	Die Tee kühlt, entgiftet und stärkt das Immunsystem. Er wirkt entzündungshemmend, befeuchtend, ableitend, desinfizierend und beruhigend. Er schützt und ergänzt Qi und Blut. Der bittere Geschmack ist etwas ausgefallen.	Tragantwurzel 20 g Glockenwindenwurzel 20 g Sibirischer Weißwurz-Wurzelstock 20 g Bocksdornfrüchte 20 g Atractylodeswurzelstock 20 g Stechwindenwurzelstock 20 g Braunwurzgewächs (Shengdi) 20 g Braunwurzgewächs (Shudi) 20 g Hiobstränensamen 20 g Süßholzwurzel 15 g Hedyotiskraut 20 g Bärtiges Helmkraut 20 g
Schönheitstee	**Wirkung**	**Rezept**
Baut Energie auf und wird bei allgemeiner Schwäche, Schwäche in den Beinen, Seh- und Hörschwäche sowie bei Schwindel verordnet. Geeignet für weinerliche, labile Menschen mit geringer Belastbarkeit und Neigung zur depressiven Stimmung. Bei Völlegefühl, Brechreiz, Aufstoßen sowie Spannungsgefühl in Oberbauch und Brustkorb leistet er gute Dienste.	Der Tee stärkt Magen und Milz, baut Energie auf, harmonisiert, stärkt und gleicht aus. Gleichzeitig reinigt er das Blut, löst Schleim, pflegt Haut und Haare. Er schmeckt angenehm süß und lässt sich gut trinken. Für Diabetiker nicht geeignet!	Tragantwurzel 50 g Glockenwindenwurzel 50 g Bocksdornfrüchte 50 g Mandarinenschalen 30 g Süßholzwurzel 30 g Chin. Dattelfrüchte 50 g

Harmonietee	Wirkung	Rezept
Hilft bei Unruhe, Schlaflosigkeit, mangelnder Konzentration und Vergesslichkeit. Ebenso bei Schwellungen und schmerzhaft geschwollenen Wunden.	Stärkt das Yin und den Geist. Fördert den Schlaf. Leitet negative Gefühle und Gedanken ab. Baut Energie auf, fördert den Stoffwechsel. Stärkt Magen und Milz. Befeuchtet Dünn- und Dickdarm. Entgiftet und wirkt gegen Nachtschweiß.	Tragantwurzel 20 g Bocksdornfrüchte 20 g Mandarinenschalen 15 g Kornellkirschenfrüchte 20 g Fiederweißdornbeeren 20 g Nussgraswurzelstock 15 g Süßholzwurzel 20 g Seidenakazienrinde 15 g Wilde Dornkirschensamen 20 g Lebensbaumsamen 20 g Chin. Beerentraubenfrüchte 20 g Chin. Dattelfrüchte 20 g

Energietee	Wirkung	Rezept
Lindert Knochen- und Gelenkbeschwerden, Schmerzen und Kältegefühl in Rücken, Lenden und Knien. Hilft gegen kalte Beine und Füße, Krämpfe, Schwellungen und Stauungen. Bei blasser, fahler Haut.	Baut die Nierenenergie und das Qi auf. Stärkt Knochen, Sehnen, Bänder und Venen. Entgiftet und desinfiziert. Wirkt gegen Müdigkeit.	Tragantwurzel 20 g Glockenwindenwurzel 20 g Bocksdornfrüchte 30 g Yamswurzelknollen 20 g Chin. Engelwurzwurzel 20 g Ochsenkniewurzel 20 g Braunwurzgewächs (Shudi) 20 g Chin. Guttapercharinde 20 g Elfenblumenkraut 10 g Teufelszwirnsamen 20 g Kornellkirschenfrüchte 20 g Süßholzwurzel 15 g Chin. Beerentraubenfrüchte 20 g

Kräuterauszug herstellen

Alle Kräuter waschen und mit 1,5 Liter kaltem Wasser in einen großen Kochtopf geben. Einige Stunden – besser über Nacht – einweichen. Eventuell noch Wasser dazugeben. Das Wasser muss die Kräuter beim Kochen bedecken. Aufkochen und das Ganze mit geschlossenem Deckel auf kleiner Flamme 40 Minuten köcheln. Danach das Dekokt (Absud, Abkochung) mittels Sieb in ein Gefäß gießen. Die Kräuter im Topf lassen.

Weiter verfahren wie oben beschrieben (ohne weitere Einweichzeit): Die Kräuter mit 1,5 Liter Wasser nochmals 40 Minuten abkochen und zum ersten Auszug dazugeben. Die Kräuter im Topf lassen und ein drittes Mal 40 Minuten abkochen. Alles mischen und in geeigneten Gefäßen aus Glas oder Porzellan im Kühlschrank aufbewahren. Die gesamte Teemenge soll drei Liter betragen. Daher beim dritten Kochen die Wassermenge passend abmessen.

Den Teesud auf sechs Tage verteilen. Pro Tag maximal ein ½ Liter trinken. Davon jeweils ein ¼ Liter am Vormittag und am Nachmittag. Falls nach sechs Tagen Tee übrig ist, die Kur um einen Tag verlängern. Die zu trinkende Portion kurz in einem kleinen Kochtopf aufwärmen (nicht in der Mikrowelle). Den Tee innerhalb von acht Tagen verbrauchen.

Eine Teekur dauert drei bis sechs Wochen. Damit die Kräuter optimal wirken, bitte während der Zeit auf Rohkost, weißes Mehl, weißen Zucker, tierische Eiweiße und tierische Fette verzichten.

Vorschlag: Kräuter- und Wassermenge halbieren und den Tee jeweils für drei Tage kochen. Vorteil: Besserer Geschmack, weil er frisch zubereitet wird.

Chinesische Kräuterliste

In der folgenden Tabelle sind die chinesischen Heilkräuter aus unseren Rezepturen nach Wirkungsprinzip klassifiziert.

LATEINISCH CHINESISCH	DEUTSCH
Atractylodis macrocephalae rhizoma 白术 BAISHU	Atractylodeswurzelstock, Korbblütlergewächs (Qi schützend und ergänzend). Müdigkeit, Neigung zu Durchfall, Appetitmangel, Brechreiz, Schwellungen durch Wassereinlagerung, vermindertes Wasserlassen, Völlegefühl, gespannter Bauch
Scutellariae herba 半枝莲 BANLIANZHI	Bärtiges Helmkraut (kühlend, ausleitend, zerteilend, entgiftend, desinfizierend). Geschwüre, Infektionen, Hautinfektionen, tumoröse Prozesse, Karzinome in der Lunge, Magen, Leber, zerteilt Schwellungen, infizierte Insektenbisse, Schlangenbisse, Ekzeme, Verbrennungen
Lycii fructus 枸杞子 GOUQIZI	Bocksdornfrüchte (schützend u. ergänzend, Augen u. Kopf klärend). Schwäche in Beinen und Lenden, Impotenz, Schwindelanfälle, geringe Belastbarkeit, unscharfes Sehen, Schwerhörigkeit, Sehschwäche
Rehmanniae radix 生地 SHENGDI	Braunwurzgewächs, Rehmannia-Wurzel (kühlend, ergänzend). Verlust struktiver Energien, Fieber, roter Zungenkörper, diabetische Stoffwechsellage, Durst, blutiger Auswurf, Nasenbluten, Hautausschlag, Racheninfektionen, Schlaflosigkeit, Unruhe, Verstopfung, trockener Mund
Rehmanniae radix praeparata 熟地 SHUDI	Braunwurzgewächs, Rehmannia-Wurzel (schützend und ergänzend). Blasses Gesicht, Benommenheit, Schwindel, Herzklopfen, Schlaflosigkeit, Menstruationsstörungen, gynäkologische Blutungen, Blutungen nach einer Geburt, schützt Nieren-Yin, Schweiße im Schlaf, Samenfluss, diabetische Stoffwechsellage, bei Bluthochdruck (leichte Nebenwirkungen wie Durchfall, Schmerzen im Bauch, Schwindel, Herzklopfen legen sich nach längerer Anwendung. Übermäßige Anwendung kann zu einem aufgetriebenen Bauch und lockeren Stühlen führen.)

►►

LATEINISCH CHINESISCH	DEUTSCH
Schisandrae fructus 五味子 WUWEIZI	Chinesische Beerentraubenfrüchte, Schisandrafrüchte (Yin u. Qi schützend und ergänzend, Husten stillend, Schweiß zurückhaltend, beruhigend, ausgleichend). Lungen-Yin-Schwäche: trockener Husten, Keuchen, Schweiße, Durst, oberflächliche Atmung, Samenfluss, Bettnässen, Scheidenausfluss, häufiges Wasserlassen, Durchfall, starke Schweiße bei Yin-Schwäche, Schlaflosigkeit, Vergesslichkeit
Jujubae fructus 红枣 HONGZAO	Chinesische Dattelfrüchte, Jujubenfrüchte (harmonisierend und stärkend, beruhigend und ausgleichend). Müdigkeit, rasche Erschöpfbarkeit, Kurzatmigkeit, Nervosität, depressive Verstimmung, seelische Labilität, Krampfneigung, Weinerlichkeit
Angelicae sinensis radix 当归 DANGGUI	Chinesische Engelwurz-Wurzel (bewegend, laxierend, ausleitend). Menstruationsstörungen (stockend, verfrüht, schmerzhaft, ausbleibend), aschfahles Gesicht, Tinnitus, unscharfes, verschwommenes Sehen, Herzklopfen, Schwellungen, Blutergüsse, rheumatische Symptome, Gelenkschmerzen, Muskelschmerzen, Stauungen, Trockenheit in Dick- und Dünndarm
Eucommiae cortex 杜仲 DUZHONG	Chinesische Guttapercharinde (schützend, kräftigend, harmonisierend, regulierend). Schwäche des Bewegungsapparates, Kraftlosigkeit, Schwindel, Impotenz, Harnträufeln, Samenfluss, Schmerzen in Rücken und Knie, Müdigkeit, Muskelschwäche, schwache Gelenke, Schwäche von Sehnen und Knochen, Blutungsneigung, Blutungen während der Schwangerschaft
Epimedii herba 淫羊藿 YINYANGHUO	Elfenblumenkraut (schützend, ausleitend, ergänzend). Impotenz, Samenfluss, vorzeitiger Samenerguss, häufiges Wasserlassen, Vergesslichkeit, Schmerzen mit Kältegefühl in den Lenden, Schwäche und Schmerzen von Lenden und Knie, kalte Gliedmaßen, Frösteln, rheumatische Symptome, Krämpfe, Lähmungen, Empfindungsstörungen, Gelenkbeschwerden, Schwindel, Benommenheit

▸▸

LATEINISCH CHINESISCH	DEUTSCH
Crataegi fructus 山楂 SHANZHA	Fiederweißdornbeeren (harmonisierend, schützend, lösend, adstringierend). Stillstand der Verdauung bei schweren Speisen, Bauchschmerzen, Durchfall, beginnende Schmerzen im Brustbereich, Schmerzen im Bauch nach einer Geburt, Schmerzen im Unterbauch, Brüche, Spannungsgefühl im Bauch, chronischer Durchfall bei Darmentzündung, Scheidenausfluss
Codonopsitis radix 党参 DANGSHEN	Glockenwindenwurzel (Energie aufbauend). Gegen Milz-Qi-Schwäche, Appetitlosigkeit, schnelle Erschöpfbarkeit, Schwäche, Müdigkeit, Brechreiz, Lungen-Qi-Schwäche, chronischen Husten, Atemnot, Kurzatmigkeit, Auswurf
Hedyotidis 白花蛇舌草 BAIHUA SHESHECAO	Hedyotiskraut (kühlend, entgiftend, desinfizierend, zerteilend, ausleitend, entwässernd). Abszesse (auch im Darm), toxische Geschwüre, Geschwüre, Schwellungen, Schlangenbisse, Blinddarmentzündung, Furunkel, Karzinome, Tumore, Gelbsucht, vermindertes Wasserlassen, Störungen beim Wasserlassen
Coicis semen 薏苡仁 YIYIREN	Hiobstränensamen, Christustränengrassamen (harntreibend, ausleitend, kühlend, entgiftend, desinfizierend, harmonisierend, stützend). Erschwertes Wasserlassen, Schwellungen durch Wassereinlagerungen, spärlicher Urin, Bauchwassersucht, rheumatische Schmerzen der Gelenke, Durchfall, schmerzhafte Blasenfehlfunktion, Entzündungen der Lunge, Entzündungen im Darmbereich, blutiger Auswurf, Blut im Stuhl, Abszesse im Lungen- und Darmbereich, Eiterbeulen, Furunkel, Warzen, Durchfall
Corni fructus 山茱萸 SHANZHUYU	Kornelkirschenfrüchte, Hartriegelfrüchte (stützend, ergänzend, Schweiß zurückhaltend, blutstillend, zusammenziehend, sammelnd). Schwindelanfälle, Impotenz, Samenfluss, Bettnässen, Schweiße, Schwäche von Rücken und Knie, Tinnitus, häufiges Wasserlassen, Blasenschwäche, starke gynäkologische Blutungen, lange Menstruation, starke Blutungen

▸▸

LATEINISCH CHINESISCH	DEUTSCH
Biotae seu Platycladi semen 柏子仁 BAIZIREN	Lebensbaumsamen, orientalische Thujasamen (schützend, ergänzend, Yang absenkend, abführend, zusammenziehend, sammelnd). Herz-Yin: Schlafstörungen, Herzklopfen, Angstzustände, Unruhezustände, Vergesslichkeit, Befeuchtung des Dünn- und Dickdarm, Verstopfung, Säftemangel im Alter oder nach einer Geburt, Nachtschweiße
Citri reticulatae pericarpium 陈皮 CHENPI	Mandarinenschalen (Qi bewegend und regulierend). Spannungsgefühl im Oberbauch und Bauch, Völlegefühl, aufgetriebener Bauch, Übelkeit, Brechreiz, Aufstoßen, Verdauungsstillstand, Husten mit viel Auswurf, Druck- und Spannungsgefühl im Brustkorb, Schwäche
Cyperi rhizoma 香附 XIANGFU	Nussgraswurzelstock (bewegend, regulierend, harmonisierend, schützend, schmerzstillend). Druck- und Klumpengefühl im Bauch, Schmerzen im Bauch, Menstruationsstörungen, Bauchbeschwerden, Disharmonie zwischen Funktionskreis Leber und Milz, Spannungsgefühl in den Brüsten, Schmerzen in Oberbauch, Bauch, Rippenbogen, Schmerzen im Unterleib
Achyranthis bidentatae radix 牛膝 NIUXI	Ochsenkniewurzel (lösend, kräftigend, kühlend, schützend, ergänzend). Stockende Menstruation, Ausbleiben der Menstruation, Menstruationsstörungen, Blutergüsse, Schwellungen, Schmerzen in Lenden und Knie, Kraftlosigkeit bei Schwäche in den Funktionskreis Leber und Niere, Nasenbluten, unscharfes Sehen
Albizziae cortex 合欢皮 HEHUANPI	Seidenakazienrinde (beruhigend, ausgleichend, ergänzend, beseitigend). Schlaflosigkeit, Reizbarkeit, Unruhezustände, Erregungs- und Angstzustände, posttraumatische Schmerzen oder Schwellungen, schmerzhafte geschwollene Wunden, Knochenbrüche, Geschwüre, Eiteransammlungen, Geschwüre im Brustraum, eitriger Auswurf
Polygonati rhizoma 黄精 HUANGJING	Sibirischer Weißwurz-Wurzelstock (antibiotisch, entzündungshemmend, tonisierend). Schützt und ergänzt Qi, gegen Müdigkeit, geringe Belastbarkeit, Verdauungsschwäche, Husten, wenig Auswurf

▸▸

LATEINISCH CHINESISCH	DEUTSCH
Smilacis glabrae rhizoma 土茯苓 TUFULING	Stechwindenwurzelstock (kühlend, entgiftend, desinfizierend). Geschwüre, Gelenkschmerzen, heiße, geschwollene Gelenke, Gelbsucht, Lymphknotenschwellungen, Blasenschwäche, Lymphknotenentzündung
Glycyrrhizae radix 甘草 GANCAO	Süßholzwurzel (Qi schützend u. ergänzend, harmonisierend, befeuchtend, ausleitend, entgiftend, desinfizierend, beruhigend, ausgleichend). Blut- und Energieschwäche, Furunkel, Eiterbeulen, Geschwüre, Rachenentzündung, Husten, Keuchen, asthmatische Symptome, Infektionen, Vergiftungen, Schwäche im Funktionskreis Herz, Unruhe, Nervosität
Cuscutae semen 菟丝子 TUSIZI	Teufelszwirnsamen (schützend, ergänzend, emporheben). Impotenz, Samenfluss, vorzeitiger Samenerguss, häufiges Wasserlassen, Tinnitus, Harnträufeln, spärlicher und ausbleibender Urin, Schmerzen in den Lenden, Scheidenausfluss, Schwindel, Benommenheit, unscharfes Sehen, Sehtrübung, Frühgeburtsneigung, chronischer Durchfall, Appetitverlust, Durchfall
Astragali radix 黄芪 HUANGQI	Tragantwurzel, Astragali (entgiftend und desinfizierend). Baut Qi auf, gegen Müdigkeit, Appetitlosigkeit, Durchfall, Lustlosigkeit, Verdauungsschwäche, stärkt Magen-Milz-Qi, Magen-, Gebärmutter- und Analvorfall, starke gynäkologische Blutungen, Erkältungsneigung
Zizyphi spinosae semen 酸枣仁 SUANZAOREN	Wilde Dornkirschensamen (Yin schützend u. ergänzend, adstringierend, sammelnd, Yang absenkend). Herz-Yin: Schlaflosigkeit, Herzklopfen, Ängstlichkeit, Schweiße bei Schwäche, spontane Schweiße, Nachtschweiße
Dioscoreae oppositae rhizoma 山药 SHANYAO	Yamswurzelknollen (Funktionskreis: Milz, Lunge, Niere, Qi schützend und ergänzend). Schwäche des Mitten-Qi, Durchfall, Müdigkeit, spontane Schweiße, Scheidenausfluss, Appetitlosigkeit, Lungen-Qi-Schwäche, chronischer Husten, Samenfluss, Störungen beim Wasserlassen

ANHANG

Hilfreiche Adressen

Theresia Wilhelms
Heilpraktikerin
Anne-Frank-Straße 6
54516 Wittlich
Tel.: 06571 95320
www.krampfader-frei.de
www.tcm-wilhelms.de

Zweitpraxis:
Jacques-Offenbach-Straße 7
83395 Freilassing
Tel.: 08654 7764364
Mobil: 0162 754 2923
www.krampfader-frei.de

Dr. med. Sundaro Köster
Glashütte 6
37217 Ziegenhagen
Tel.: 05545 999807
www.sanfte-krampfaderentfernung.de

Dr. med. Berndt Rieger
Kapuzinerstraße 21
96047 Bamberg
Tel.: 0951 9179944
www.salinekrampfadernentfernung.de

Dietrich Hartmann
Heilpraktiker
Harksheider Straße 30
22399 Hamburg
Tel: 040 69797710
www.heilpraktikerhh.de

Frank Beckert
Heilpraktiker
Im Brunnengarten 14
78256 Steißlingen
Tel.: 07738 2039880
www.impuls-naturheilpraxis.de

Kneipp-Bund e.V.
Adolf-Scholz-Allee 6–8
86825 Bad Wörishofen
Tel.: 08247 3002102
www.kneippvisite.de

Sunverlag
Anne-Frank-Str. 6
54516 Wittlich
Tel.: 06571 95320
www.sun-verlag.de

Therapeutenlisten für sanfte Krampfaderentfernung

www.sanfte-krampfaderentfernung.de
www.salinekrampfadernentfernung.de

Weiterführende Internetadressen

www.qigong-gesellschaft.de
www.wildefermente.de
www.sauer-macht-gluecklich.de
www.bellicon.com
www.lernelaufen.de
www.lauftherapie-vdl.de
www.gesundland-vulkaneifel.de
www.kneippvisite.de
www.heilen-mit-wasser.de
www.pflueger.de
www.wildgans-qigong.de
www.shixinggui.at
www.lebensenergie-weyer.de
www.setum.ch
www.velemed.de
www.smarticular.net
www.zahlenphysik.at
www.tcm-wilhelms.de
www.sun-verlag.de
www.heilende-handschrift.de
www.gesundheit-heilen.de
www.medizinzumselbermachen.de
www.baumfaellenaltlandsberg.com

Bücher zum Weiterlesen

Krampfadern schonend und natürlich entfernen: Dr. Sundaro Köster, Dr. Berndt Rieger, Kopp Verlag

Sanfte Krampfaderentfernung – natürlich, biologisch und effektiv: Dr. med. Berndt Rieger

Das TCM-Kochbuch: Bo Sun, Theresia Wilhelms, Sun Verlag

Finde dich selbst durch innere Kraft: Bo Sun, Theresia Wilhelms, Sun Verlag

Homöopathie Quickfinder: Markus Wiesenauer, Gräfe und Unzer

Quickfinder Schüßler-Salze: Günther H. Heepen, Gräfe und Unzer

Milchsauer eingelegt: Claudia Lorenz-Ladener, Ökobuch

Darm mit Charme: Giulia Enders, Ullstein

Praxis Aromatherapie: Monika Werner, Ruth von Braunschweig, Haug Verlag

Heilen durch Reflexzonentherapie: Crista Muth, Heyne Verlag

Selbstbehandlung häufiger Krankheiten: Li Hesheng, Verlag für fremdsprachige Literatur, Beijing

Wilde Kräuter und heilende Pflanzen für Körper und Seele: Christa Bader, BoD

Das DMSO-Handbuch: Dr. rer. nat. Hartmut P. A. Fischer, Daniel-Peter-Verlag

DMSO & Co. Medizin zum Selbermachen: Dominik Dietz, Verlag Praxisinstitut Naturmedizin

Gesundheit verboten: Andreas Ludwig Kalcker, Jim Humble Verlag

Lebensquell Schüßlersalze: Monika Helmke Hausen, Goldmann Arkana

Essbare Wildpflanzen: Fleischhauer, Guthmann, Spiegelberger, at Verlag

Selbstversorgung aus dem Garten: John Seymour, Kopp Verlag

Moon Power: Johanns Paungger, Thomas Poppe, Goldmann

Ich bin einfach göttlich: Ingrid Raßelenberg (Autor), Anja Bielmeyer (Herausgeber), BoD

EM kompakt: Dr. Anne Katharina Zschocke, Knauer Menssana

Wichtige Quellen

Maoshing Ni (Hrsg.): Der Gelbe Kaiser: Das Grundlagenwerk der Traditionellen Chinesischen Medizin. Scherz Verlag 2003

Claudia Focks, Norman Hillenbrand (Hrsg.): Leitfaden Chinesische Medizin. Elsevier 2006

Ted J. Kaptchuk (Hrsg.): Das große Buch der chinesischen Medizin. MensSana Verlag 2010

Carl-Hermann Hempen, Toni Fischer (Hrsg.): Leitfaden Chinesische Phytotherapie. Urban & Fischer 2001

Tomas Stritecky (Hrsg.): Diagnostik und Therapie der Krampfadern. Thieme Verlag 2004

Jens H. Grotewohl (Hrsg.): Angewandte Phlebologie. Schattauer Verlag 2002

Bo Sun, Theresia Wilhelms (Hrsg.): Das TCM-Kochbuch. Sun Verlag 2015

Bo Sun, Theresia Wilhelms (Hrsg.): Finde dich selbst durch innere Kraft. Sun Verlag 2015

Frank H. Netter (Hrsg.): Netters Allgemeinmedizin. Thieme Verlag 2005

H. Renz-Polster, S. Krautzig, J. Braun (Hrsg.): Basislehrbuch innere Medizin. Urban & Fischer 2004

Hermann S. Füeßl, Martin Middeke (Hrsg.): Anamnese und klinische Untersuchung. Thieme Verlag 2005

Annemarie Hehlmann (Hrsg.): Leitsymptome für Studenten und Ärzte. Urban & Fischer 2005

H.G. Jaedicke (Hrsg.): Dr. Schüßlers Biochemie. Alwin Fröhlich Verlag 1989

Wilhelm Spengler (Hrsg.): Glück und wahrer Reichtum durch Kneipp-Lehre und Naturheilung. Hirundo Verlag 1958

Frank R. Bahr und Autorenteam (Hrsg.): Gesünder leben, gesünder heilen. Verlag Das Beste 1985

Auf gesunden Füßen schmerzfrei durchs Leben gehen

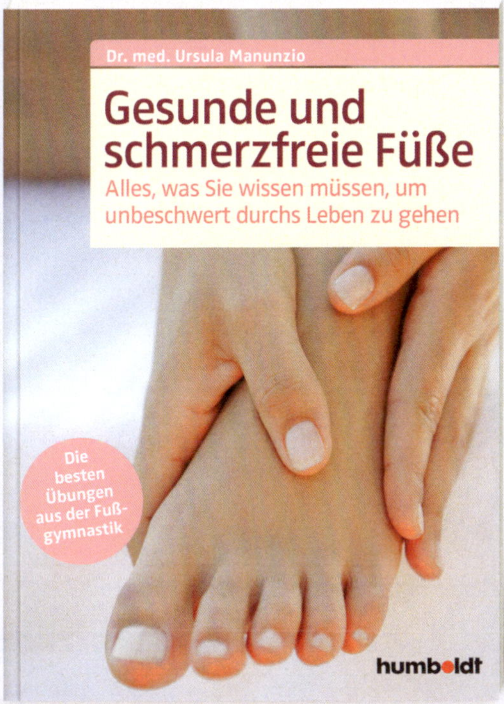

- Basiswissen über die Anatomie des Fußes und die häufigsten Erkrankungen
- Viele Ratschläge für einen fußgesunden Lebensstil
- Die besten Übungen aus der Fußgymnastik
- Interview mit Björn Otto, dem Deutschen Rekordhalter im Stabhochsprung

Dr. med. Ursula Manunzio

Gesunde und schmerzfreie Füße

144 Seiten, Softcover
15,5 x 21,0 cm
ISBN 978-3-8426-2956-1
€ 19,99 (D) / € 20,60 (A)

Der Ratgeber ist auch als eBook erhältlich.

humboldt
... bringt es auf den Punkt.

Bibliografische Information der Deutschen Nationalbibliothek
Die Deutsche Nationalbibliothek verzeichnet diese Publikation in der deutschen Nationalbibliografie; detaillierte bibliografische Daten sind im Internet über http://dnb.ddb.de/ abrufbar.

ISBN 978-3-89993-940-8 (Print)
ISBN 978-3-8426-8826-1 (PDF)
ISBN 978-3-8426-8827-8 (EPUB)

Fotos:
Titelfoto: shutterstock/happykanppy; Getty Images/PeopleImages
Fotolia.com: JPC-PROD: 6/7; rob3000: 9; zlikovec: 10; Kanea: 24/25; Photographee.eu: 30; STUDIO GRAND OUEST: 32; S.Kuß: 35; Kzenon: 39; PhotoSG: 42; von Lieres: 44; Picture-Factory: 46; Viktor Pravdica: 49; Di Studio: 51; Robert Kneschke: 57; sasamihajlovic: 59; Sonja Birkelbach: 61; Printemps: 68; Gulien Diavel: 86; Peter Hermes Furian: 92; photocrew: 98; kab-vision: 99; WavebreakmediaMicro: 116; ellepigrafica: 119 (links); Monika Wisniewska: 119 (rechts); Robert Kneschke: 121
Theresia Wilhelms: 18, 74, 75; *Petra Winter:* 126; *Y.A.P. Hakimi* (Porträt); *Die Feder:* 15; *Luitgard Kellner:* 14

Dankeschön!
Meiner lieben Mutter, meiner Schwester Marina, meinem Bruder Albert, meinen Freundinnen Alexa, Heidi und Elke herzlichen Dank für das aufmerksame Zuhören. Ihre hilfreichen Hinweise beim Vorlesen der Texte haben mich bestärkt, inspiriert und korrigiert. Meinem Freund, Lehrer und Kollegen Bo Sun herzlichen Dank fürs Zuhören und die fachlichen Ergänzungen der Inhalte zur Traditionellen Chinesischen Medizin. Auch lieben Dank an Katja Koschate, die Lektorin des Verlages, die mir dieses wunderbare Buchprojekt angeboten und ermöglicht hat.

3. Auflage

Die Ratgebermarke der Schlütersche Fachmedien GmbH
Hans-Böckler-Allee 7, 30173 Hannover
www.humboldt.de
www.schluetersche.de

Lektorat: Heike Marie Westhofen, Köln
Layout: Groothuis, Lohfert, Consorten, Hamburg
Covergestaltung: semper smile Werbeagentur GmbH, München
Satz: Die Feder · Werbeagentur GmbH, Wetzlar
Druck und Bindung: Salzland Druck GmbH & Co.KG, Staßfurt